Ferire, mutilare
e togliere la vita
a un corpo
è irreparabile.

Ma soffocare
o inaridire un'anima
lo è ancora di più.

L'editore

GUIDA

Se ti è piaciuto questo libro, ti consigliamo anche:

Cinzia Mammoliti, *Il manipolatore affettivo e le sue maschere*
Cinzia Mammoliti, *Nella trappola di uno psicopatico*
Claudia Moscovici, *Relazioni pericolose*

Dal 1988 Sonda si è sempre impegnata a pubblicare libri che rispecchiassero i propri ideali e il proprio impegno sui temi dei diritti animali, della scelta vegan, dell'impegno civile, dell'educazione libertaria e creativa, dell'innovazione tecnologica, dell'internazionalismo e della responsabilità verso la natura. Anche attraverso la scelta della carta certificata FSC® C021883 per la stampa di questo libro, nel rispetto dell'ambiente e del pianeta.

FSC
www.fsc.org
MISTO
Carta da fonti gestite in maniera responsabile
FSC® C021883

Una volta letto questo libro visita il sito delle Edizioni Sonda (**www.sonda.it**). Potrai trovare buone occasioni per continuare a riflettere.

L'esperienza suggerisce che è praticamente impossibile pubblicare un libro senza errori. Ringraziamo i lettori che vorranno segnalarceli scrivendo a: sonda@sonda.it

Cinzia Mammoliti

I SERIAL KILLER DELL'ANIMA

I manipolatori sono tra noi: come riconoscerli, come evitarli, come difenderci da loro

SONDA

Prima edizione: febbraio 2012
Seconda edizione aggiornata: novembre 2012
Terza edizione: maggio 2013
Quarta edizione: aprile 2014
Quinta edizione: febbraio 2015
Sesta edizione: settembre 2016
Settima edizione: giugno 2018
Ottava edizione: febbraio 2020

ISBN 978 88 7106 688 2

A Daniela Berruti, con amore e gratitudine

EDIZIONI SONDA
....
Viale Abruzzi 72
20131 Milano(Mi)
Tel. 02 29411863
E-mail: sonda@sonda.it
Web: www.sonda.it

INDICE

INTRODUZIONE
LA VIOLENZA PSICOLOGICA

Il tema della violenza psicologica, e della manipolazione mentale che spesso la precede, costituisce un importante argomento di riflessione a causa della mancanza di dati certi riguardo al numero di vittime di questo tipo di reato.

La donna, vittima predestinata da tempo immemore, ha imparato nel corso della storia a riconoscere come sbagliata la violenza fisica, ma tende ancora ad accettare quella forma più subdola e sottile di abuso che il più delle volte avviene all'interno delle mura domestiche e che prende il nome, appunto, di «violenza psicologica»; questa consiste fondamentalmente nella sistematica denigrazione e umiliazione di una persona scelta come vittima da parte di un carnefice il quale, attraverso l'uso di azioni manipolatorie finalizzate a farle perdere fiducia in se stessa, la rende gradualmente svilita, smarrita e priva di punti di riferimento.

Si tratta di un omicidio dell'anima e della mente spesso premeditato che vede a oggi troppi esecutori impuniti e, considerate le gravissime conseguenze sia fisiche che psicologiche che determina, richiede la sensibilizzazione del maggior numero possibile di persone che contribuiscano a fare emergere il fenomeno, di modo che chi subisce sia in grado di riappropriarsi della propria dignità e integrità mentale e chi agisce venga neutralizzato.

Spesso il crimine non viene denunciato perché compiuto proprio dalle persone che più si amano e che si sentono, per tale ragione, autorizzate a continuare a delinquere nel silenzio di chi viene abusato.

Spesso si tace semplicemente per la paura di perdere il compagno o perché si teme che esponendosi troppo i figli, strumento di ricatto emotivo privilegiato da parte degli abusanti, possano venire sottratti dalle strutture sociali competenti. Del resto a oggi manca una normativa adeguata che tuteli efficacemente contro gli abusi psicologici anche perché gli stessi, in sede processuale, sono molto difficili da provare. Ci si può appellare ad articoli del Codice Penale quali il 610 (violenza privata: *Chiunque, con violenza o minaccia, costringe altri a fare, tollerare od omettere qualche cosa è punito con la reclusione fino a 4 anni*) o il 572 (maltrattamenti in famiglia: *Chiunque... maltratta una persona della famiglia è punito con la reclusione da 1 a 5 anni...*) ma non sempre questi bastano a proteggere le vittime da vessazioni psicologiche.

Da anni mi occupo dell'argomento, avendo lavorato dapprima in ambito educativo a tutela e sostegno di donne e bambini maltrattati, poi in ambito formativo sulla prevenzione della violenza in ogni sua forma.

In realtà, ho deciso di intraprendere questo percorso a causa di quello che ritengo essere un destino che mi ha condotta a imbattermi ripetute volte nelle vittime di soggetti psicologicamente violenti che subivano sia in ambito personale che professionale.

Io stessa, in passato, mi sono ritrovata a provare un grave disagio dato dalla frequentazione di una persona negativa, sgradevole, in qualche modo disturbata, e mi sono ritrovata invischiata con lei in un rapporto fusionale e simbiotico che si è trasformato, in seguito, in un pesante conflitto che non riuscivo a gestire e risolvere in alcun modo.

Avendo vissuto determinate esperienze, sono stata portata a confrontarmi con donne e uomini che ne vivevano di analoghe e con l'andare del tempo ho avvertito l'esigenza di approfondire il fenomeno analizzando accuratamente ogni aspetto delle dinamiche relazionali viziate nelle quali molte più persone di quante non si possa pensare tendono a cadere.

Ho scoperto, così, un mondo sommerso. Un mondo fatto di dominio, prevaricazione, aggressività, menzogna e falsità che inizialmente non ero riuscita a identificare, poiché tendevo a pensare che non esistessero persone veramente malvagie. Ho dovuto aprire gli occhi in ritardo e rendermi conto che quelli che sono i sogni che ognuno serba nel proprio cuore ben di rado corrispondono alla realtà.

Ho brancolato per molto tempo nel buio e nell'incertezza senza capire cosa stessi vivendo, per poi decidere di affrontare in maniera scientifica e razionale una problematica che ho scoperto non essere solo mia, e che mi ha trasmesso la forza e il coraggio di espormi direttamente per dare ad altre persone la possibilità di riconoscere e comprendere. Ho così intrapreso un progetto di sensibilizzazione e prevenzione che, attraverso la condivisione di esperienze, problematiche e stati d'animo, mi ha dato modo di crescere spiritualmente e professionalmente e che vede a oggi raccolti, in questa guida, i risultati della mia ricerca. Una ricerca condotta sulla pelle e sul campo, senza la quale non potrei essere oggi quello che sono diventata: una donna matura e consapevole.

PERCHÉ SI TENDE A NON DENUNCIARE

Ho innanzitutto compreso che proprio l'assenza di dati certi, specialmente quelli psicologici, riguardo al numero delle vittime deriva principalmente dalla mancata conoscenza del fenomeno.

Deterrente forte alla denuncia non è, infatti, solamente il legame affettivo che normalmente unisce la vittima al proprio carnefice, ma anche l'inconsapevolezza di quel che si sta vivendo.

È impossibile far emergere un problema se non lo si riconosce e non si possiedono strumenti e indicatori per individuarlo; tantomeno, dunque, sarà possibile denunciare un sopruso che si sta subendo se non si comprende di esserne vittime.

Attraverso la mia attività ho avuto modo di favorire significativi *coming out* che hanno consentito a numerose persone, vittime di violenza psicologica, di riconoscersi e identificarsi in un preciso schema fornendo, al contempo, tecniche e strumenti per sottrarsene e non ricaderci più.

La dinamica che affronto è, purtroppo, molto più diffusa di quanto non si pensi; pur riguardando indistintamente uomini e donne di tutte le età, ho scelto di polarizzare la mia attenzione sul sesso femminile che tradizionalmente, per questioni storiche e sociologiche, risulta essere quello più inerme e vessato.

Va detto che tanto si sta facendo, ed è stato fatto, nel nostro Paese per sensibilizzare su questo delicato tema: vi è infatti stata, negli ultimi decenni, una proliferazione di associazioni impegnate nell'aiuto delle vittime di violenza, ma di lavoro da fare ne rimane sempre tanto anche perché, spesso, chi subisce è restio a rivolgersi alle strutture appositamente realizzate per l'imbarazzo e la vergogna che ciò comporta.

Se si considera che la piaga delle violenza psicologica non discrimina tra ceti ed estrazione sociale ma riguarda tutti, e che ogni persona ne è stata, almeno una volta, vittima, non ha senso vergognarsi di subire o aver subito vessazioni: non vi è colpa per qualcosa che è sfuggito al nostro controllo e ci ha fatto del male.

L'IMPORTANZA DI CREARE UNA RETE

Ascoltare, parlarne, condividere le esperienze significa molto ai fini della costruzione di una grande Rete che veda coinvolti tutti indistintamente: forze dell'ordine, medici, operatori sanitari, educatori, insegnanti, operatori di sportelli antiviolenza, vittime e, perché no, anche carnefici che magari sono stati a loro volta vittime e possono sentirsi tentati di infliggere ad altri quello che loro stessi hanno subito.

Sensibilizzare *in primis* gli abusanti significa metterli di fronte alle loro responsabilità senza pretese accusatorie, ma con il fine principale di aiutarli a riconoscere il dolore che provocano agli altri e molto spesso anche a se stessi. Non ha senso intentare crociate contro chi sbaglia; chi sbaglia, laddove possibile, andrebbe aiutato a non persistere nei propri errori.

Infatti, attraverso la comunicazione e il confronto si possono raggiungere a volte obiettivi impensabili, atti a evitare il ricorso a strumenti punitivi che potrebbero condurre a inutili stigmatizzazioni che favorirebbero la recidiva.

Ciò non significa certamente che tutto sia risolvibile con la comunicazione, ma favorire incontri costruttivi e anonimi tra abusanti e abusati può sicuramente contribuire a esorcizzare la paura di un fenomeno criminoso dalle conseguenze molto gravi e dai costi sociali elevatissimi.

Ritengo di estrema importanza anche il coinvolgimento dei più giovani, di entrambi i sessi. La vera prevenzione parte da loro. In fondo il fenomeno del bullismo, maschile e femminile, che ha luogo fin dai primi anni di scuola, altro non è che una forma di manipolazione psicologica condotta su terzi allo scopo di vessarli.

Persino il fenomeno delle sette sataniche vede protagonisti giovani manipolatori che approfittano di un discutibile carisma per condizionare e plagiare le loro vittime. Vittime che sono facilmente condizionabili perché spesso prive di una personalità ben strutturata.

SENSIBILIZZARE E GUIDARE

Con questa guida intendo continuare nell'opera di sensibilizzazione dell'opinione pubblica favorendo, da un lato, il riconoscimento del fenomeno da parte delle vittime affinché le stesse possano difendersi; dall'altro, facilitando l'acquisizione di una consapevolezza da parte degli abusanti perché possano smettere di reiterare all'infinito le loro nocive dinamiche relazionali.

Ho scelto di darle un taglio divulgativo cercando di utilizzare un linguaggio il meno tecnico possibile, per renderne comprensibili gli argomenti affrontati anche ai non esperti del settore.

La guida è divisa in otto capitoli. Nel primo cerco di spiegare quelle che sono le basi della manipolazione mentale e delle leve emozionali sulle quali si basa. Nel secondo descrivo la figura del manipolatore individuandone i tratti distintivi. Il terzo capitolo è dedicato alla particolare modalità comunicativa del manipolatore, responsabile, in buona parte, della destabilizzazione psicologica di chi la subisce. Nel quarto capitolo affronto la dinamica relazionale, spiegando gli stati emotivi tipici di chi si trova invischiato in quello che definisco un rapporto perverso. I capitoli cinque e sei trattano rispettivamente delle gravi conseguenze fisiche e psicologiche in cui può incorrere chi rimane in un rapporto manipolativo per troppo tempo e degli strumenti che si possono utilizzare per uscire dallo stesso. Gli ultimi capitoli spiegano cosa può accadere alla fine di una relazione perversa contemplando le possibilità evolutive che ne possono derivare e fornendo gli strumenti giuridici.

Il testo è corredato da casi pratici, storie vere che vedono come protagoniste donne con le quali sono entrata in contatto in ambito professionale e che hanno fornito un utile esempio concreto ai concetti che ho cercato di affrontare con immediatezza e semplicità. I lettori che si trovano in situazioni analoghe potranno così identificarsi, iniziare a tutelare se stessi e la propria integrità e salvaguardare eventuali figli che, assistendo alla violenza su un genitore di riferimento, potrebbero a loro volta, un domani, divenire degli abusanti.

Mi sono impegnata a scrivere una guida che potesse coinvolgere tutti nelle storie e nel percorso che propongo, perché a tutti è capitato, o può capitare, di trovarsi in una relazione dalla parte della vittima o del vessatore.

LE BASI DELLA MANIPOLAZIONE MENTALE

Tendiamo spesso a pensare che parole come «abuso, violenza, crimine» appartengano esclusivamente al mondo delinquenziale, a un sistema che non ci interessa da vicino, che può al limite affascinarci perversamente quando ne sentiamo parlare o leggiamo la cronaca nera sui giornali.

Molti di noi sono attratti dai dettagli di un delitto, dalle sue dinamiche, dalla storia e dal retroterra sociale e culturale che appartengono ai protagonisti di atti di violenza. In questo periodo in particolare, i media stanno riservando una morbosa attenzione alla criminologia, la scienza che studia il fenomeno criminoso nella sua complessità soffermandosi sugli autori dei reati, le vittime, i tipi di condotta criminale e la conseguente reazione sociale.

CONSIDERAZIONI GENERALI

L'argomento ha una presa mediatica forte, polarizza l'attenzione della massa, attira, alimenta le fantasie e smaschera la tendenza alla ricerca di un colpevole: una caratteristica di noi esseri umani che, da un lato, aiuta a distoglierci dalle nostre problematiche e relative responsabilità, dall'altro serve a rassicurarci inconsciamente perché, fintanto che ci sarà da ricercare un colpevole, avremo tutti la possibilità di percepirci innocenti.

Abbondano così le storie truci di delitti efferati commessi ai danni di povere vittime incaute e i *profiling*, spesso improvvisati da sedicenti esperti del settore, di criminali spietati e irragionevoli che sfogano le loro insane tendenze accanendosi su quelle che sono le categorie storicamente più deboli: donne e bambini. Vengono formulate ipotesi, ipotizzati moventi, individuati indizi, delicate attività alle quali possono prender parte tutti, oggi, in qualità di investigatori improvvisati con la possibilità di esprimere la propria opinione riguardo a fenomeni di cui si possiede una conoscenza, bene che vada, solamente sommaria.

Il numero di trasmissioni televisive che trattano del crimine è in aumento e anche i telefilm, seguendo la scia dei programmi di cronaca nera, diventano sempre più elaborati e cruenti e offrono agli appassionati ampio materiale per alimentare conversazioni da salotto fondate sul nulla.

Il crimine dunque affascina tutti, a qualunque livello e a qualunque ceto sociale si appartenga, forse perché spaventa e quello che fa paura spesso attrae.

Sapere di poter avanzare le proprie ipotesi riguardo alle azioni illegali e brutali commesse da qualcuno può, però, contribuire a esorcizzare e a contenere tale paura, e ora che si è aperta la nuova stagione dei detective improvvisati è un po' come se non ci fosse più nulla da temere.

Non è, però, deconcentrandosi dalla propria realtà che si possono risolvere i problemi personali; non è distogliendo l'attenzione dalle proprie esistenze che sarà possibile trovare la panacea a tutti i mali.

Possiamo tuttavia trarre vantaggi da questa nuova era, in un modo assai semplice: cominciando a pensare seriamente che i «mostri» non sono poi così distanti, che il delinquente non necessariamente è un diverso, ma molto più spesso un uomo normale, comune, che a un certo punto esplode e passa all'atto criminoso. Una latenza che la maggior parte di noi possiede, ma che siamo abituati a regolamentare e a tenere sotto controllo per educazione, cultura, etica, morale e a volte per semplice fortuna. Delinquere, in alcuni casi, è solo una questione di occasioni.

IL NOSTRO LATO OSCURO

Chi non si è trovato, almeno una volta nella vita, a voler fare del male a una persona a lui vicina? Forse lo abbiamo solo pensato oppure forse lo abbiamo fatto senza volerlo, o desiderandolo, magari, a volte, progettandolo. La cattiveria è insita nell'animo umano ed è inutile fingere altrimenti. Tutti abbiamo una zona d'ombra e a volte il bisogno di far sì che non venga allo scoperto ci arreca disagi profondi, destinati a trasformarsi in quelle che sono le malattie del nostro secolo: cancro, stress e depressione.

Un conto è, però, l'esigenza di nascondere tale zona all'esterno, un altro negarne l'esistenza a noi stessi.

La consapevolezza di quello che siamo, nel bene e nel male, è fondamentale, perché serve a non perdere il senso di sé e può aiutare a diventare invulnerabili. Qualunque nostro punto debole non accettato e mal gestito da noi stessi apre un varco a potenziali approfittatori.

Un punto debole rappresenta un'area della nostra vita, del comportamento, della personalità vulnerabile per noi. Non si tratta necessariamente di difetti nell'accezione tradizionale del termine. Ogni persona presenta un'area da «maneggiare con cura», una zona delicata all'interno della quale possono albergare lacune, mancanze, complessi che determinano le nostre insicurezze. E là dove le insicurezze vengono percepite appare puntualmente qualcuno pronto a rafforzarcele mancandoci di rispetto.

Ma che cos'è il rispetto? Se ne parla tanto, lo si pretende, lo si nega, ma in cosa consista esattamente forse non ce lo siamo mai chiesti, anche perché ognuno fornisce una differente interpretazione di questo termine.

Etimologicamente, deriva dal latino *respicere*, cioè guardare di nuovo, riguardare, aver riguardo. «Rispettare» significa attribuire considerazione e importanza a qualcuno e il rispetto si sostanzia nell'atteggiamento con cui bisognerebbe porsi nei confronti degli altri esseri umani per non lederne i diritti né mortificarne o ferirne la sensibilità.

Un termine assolutamente anacronistico in tempi di individualismo, aggressività, prepotenza, arroganza e maleducazione che sono alla base della non considerazione e del conseguente maltrattamento altrui.

Non si maltratta, però, solo il prossimo. Ci manchiamo di rispetto e ci facciamo del male quotidianamente in molteplici modi. Uno di questi consiste, appunto, nel non farci rispettare.

L'IMPORTANZA DELL'AUTOSTIMA

Quando si parla di autostima e relative soglie basse della stessa si entra inevitabilmente nel campo del rispetto verso se stessi. È notorio che chi ha poca stima di sé presenta notevoli difficoltà a ottenerne da parte degli altri: ciò accade perché in qualche modo non ci si piace e non ci si accetta.

Nel lavoro svolto in questi anni sulla problematica, uno degli aspetti che mi hanno maggiormente colpita riguarda la percezione di sé dei giovani dai 12 ai 25 anni.

Avendo operato a lungo, prima di occuparmi degli adulti, sulla prevenzione del disagio e della criminalità minorile, ho individuato come denominatore comune alla base delle problematiche preadolescenziali e adolescenziali una significativa carenza di autostima. Inizialmente stentavo a credere che ragazzi e ragazze in salute, belli, intelligenti e con potenziale elevato potessero soffrire di una bassa considerazione individuale, ma con l'andare del tempo ho dovuto mio malgrado rilevare che determinate condotte devianti, certe dipendenze e tendenze autolesioniste fossero da associare proprio al concetto di autostima.

Il lavoro sugli adulti e sulle loro condotte criminose mi ha portata ad analoghe deduzioni e oggi penso che la prima operazione da fare nell'ottica di una prevenzione mirata ed efficace della violenza in genere consista proprio nel consentire alle persone, fin dalla più tenera età, ad acquisire strumenti idonei ad apprezzarsi, accettarsi e amarsi per quello che si è. Operazione di indubbia difficoltà in un sistema, come quello attuale, che propina improbabili modelli da seguire per essere sempre all'altezza; che in ogni ambito impone stili e mode nella mancanza assoluta di rispetto per l'estro e le tendenze individuali; che vuole tutti uniformati e uguali per garantirsi un rassicurante gregge che riempia le tasche delle multinazionali specializzate nella comunicazione di massa strategica.

Le principali agenzie educative, famiglia e scuola, che avrebbero potuto contrastare tale condizionamento destrutturante hanno perso, negli ultimi decenni, molto del proprio potere, rinunciando a un mandato divenuto con l'andare del tempo sempre più difficile e combattendo tra loro una guerra fredda che ne ha ridotto di parecchio la credibilità.

E così la nuova generazione, in balia di un marketing latore *in primis* di aggressività e prepotenza, senza più punti fermi, con famiglie il cui nucleo è strutturalmente mutato per molteplici cause, in un clima fondamentalmente rassegnato e rinunciatario sotto il profilo educativo, rumina insoddisfatta e cova un rancore del quale non riesce ad afferrare la portata.

In una tale situazione di insoddisfazione generalizzata, si apre il varco alla proliferazione di atteggiamenti disfunzionali quali apatia, noia, frustrazione, insicurezza e ansia, atti a condurre tutti verso la mancanza integrale di autostima. In passato si sapeva che studiando sarebbe stato possibile accedere a professioni prestigiose e che non facendolo, o dedicandovi poco tempo, ci sarebbe comunque stata la possibilità di ottenere un lavoro qualsiasi.

In passato le parole «carriera» e «famiglia» possedevano un'accezione concreta e avrebbero potuto costituire un obiettivo da raggiungere attraverso il sacrificio e l'impegno. C'è stato un tempo, inoltre, neanche troppo lontano, in cui parlare di obiettivi e traguardi poteva avere un senso. Senso che oggi va perdendosi ogni giorno di più nella mancanza di possibilità e garanzie che caratterizzano ormai da troppi decenni la generazione del precariato in ogni ambito.

L'avvento di Internet, poi, e dei nuovi mezzi di comunicazione ha completamente mutato anche la qualità delle relazioni, che si moltiplicano a ritmo esponenziale e possono essere gestite, senza alcun impegno o partecipazione emotiva, attraverso una *chat* o un *social network*, favorendo un'interscambiabilità e una promiscuità sessuale che suggellano la vanificazione definitiva di valori quali la fedeltà e l'esclusiva nei rapporti.

Sono consapevole che la mia lettura della società contemporanea possa risultare sommaria, tuttavia qui mi preme puntare l'attenzione sulle ulteriori difficoltà che si sono venute a creare nel mantenere integra la percezione di sé.

Se ciò è stato difficile da sempre, per le più svariate ragioni, lo è diventato ancor di più oggi per la mancanza di sicurezze in qualsiasi campo e la consapevolezza che le proprie forze e capacità non sono più sufficienti al perseguimento e relativo raggiungimento degli obiettivi che ci si pone.

L'INSODDISFAZIONE E LA FRUSTRAZIONE ALLA BASE DELL'AGGRESSIVITÀ

Oggi che non è più possibile contare su di sé, che mancano prospettive concrete nei più importanti settori della vita, che la competitività richiesta dal mercato e dai modelli imposti è divenuta insostenibile, il numero di persone insoddisfatte e frustrate inevitabilmente lievita. E là dove vi sono insoddisfazione e frustrazione si cede il passo all'abbrutimento psichico, che precede l'aggressività e la violenza in genere.

Prima di parlare di violenza, però, è bene chiarire cosa si intenda per aggressività: con questo termine ci si riferisce all'inclinazione a manifestare comportamenti tesi a fare del male ad altri fisicamente o psicologicamente.

L'aggressività nell'essere umano è innata, ed è la strada più semplice per dimostrare qualcosa a qualcuno o a se stessi.

Chi manifesta la propria aggressività ha paura. Paura di non essere amato, considerato, ascoltato, temuto. Paura di perdere una persona, una relazione, un lavoro, una situazione. Esiste poi, sia nell'uomo che nell'animale, anche un altro tipo di aggressività che, però, è sana e non finalizzata a fare del male, ma solo a proteggere sé o altri da agenti esterni o pericoli.

Nella psicologia individuale l'aggressività è interpretata come un'espressione della «volontà di potenza», diretta al superamento dei sentimenti di inferiorità.

Chi è aggressivo, infatti, di solito si sente inferiore a qualcuno o inadeguato rispetto a certe situazioni, e il senso di inadeguatezza ingenera, spesso, una frustrazione che può indurre a rivalersi su soggetti più deboli.

La persona insoddisfatta sul lavoro, per esempio, che non ricopre il ruolo desiderato o non riesce a raggiungere gli obiettivi prefissati, potrebbe sfogare la propria frustrazione in casa sul partner.

Il marito o la moglie, delusi dalla loro relazione e incapaci di gestirla o venirne fuori, potrebbero decidere, più o meno consapevolmente, di rivalersi sui figli.

Pensiamo, per esempio, alla gelosia: il sentimento più distruttivo che esista. Anche in questo caso, a fronte di una sana ed equilibrata dose di gelosia che caratterizza i legami sentimentali e alimenta interesse e passione verso l'altro, ce n'è un'altra pericolosa e latrice di potenziale aggressività.

Le persone che ne soffrono sono solitamente insicure di se stesse, del proprio compagno o compagna oppure del rapporto che vivono. Costituiscono comunque un pericolo nelle relazioni perché minano i rapporti alle fondamenta.

Chi è geloso soffre perché racchiude in sé una carica emotiva che spesso non riesce a controllare e che sfoga, il più delle volte, sull'oggetto del proprio interesse con abusi e violenze che, nei casi più estremi, possono sfociare in esiti letali.

Anche in questo caso, si trova alla base una paura. Quella di perdere la persona amata, per esempio, o di non essere degni di ricevere amore.

C'è poi l'invidia, altro sentimento negativo che inquina le relazioni ed è dannoso per chi lo prova. Si può essere invidiosi di un amico, di un collega, di una situazione. Si ripropone ancora una volta il senso di inadeguatezza: si teme di non riuscire a essere o avere quel che si desidera e allora si può provare rabbia, diventare astiosi, arrivare addirittura all'odio.

Denominatore comune delle situazioni sopra accennate è, in ogni caso, la paura. Paura di fallire, di perdere qualcuno, di non essere accettati o amati, di non essere adeguati o non piacere; considerato che ogni essere umano nella vita ha paura di qualcosa, siamo potenzialmente tutti a rischio di commettere azioni aggressive e violente.

DAL VAMPIRISMO ENERGETICO ALLA MANIPOLAZIONE MENTALE

Per maggiori informazioni sul **vampirismo energetico**, si può consultare il saggio di Mario Corte, *Vampiri energetici. Come riconoscerli, come difendersi*, Edizioni Il Punto d'Incontro, Vicenza 2008.

Si tratta, a mio parere, di un testo tra i più originali e illuminanti tra quelli letti in materia di violenza psicologica. Esso nasce dal «Centro AntiVampiri», creato dallo stesso autore nel 2000 e visitabile al sito Internet www.digamma.com. I contenuti, confluiti nel saggio, hanno ottenuto un vastissimo consenso da parte di un pubblico che è riuscito finalmente a dare un nome a un pericoloso fenomeno diffusissimo in tutti gli ambiti relazionali.

Il termine *vampirismo energetico* descrive bene un fenomeno che viviamo tutti quotidianamente, messo in atto da una serie di individui, i cosiddetti «vampiri umani» che, per sentirsi potenti, si nutrono della forza vitale altrui in quanto privi di energia propria.

Analogamente ai loro omologhi della letteratura fantastica, alla perenne ricerca della linfa vitale degli esseri umani, simboleggiata dal sangue, queste creature mortifere vagano isolate o a gruppi e stanno in agguato sempre pronte, all'occorrenza, a fare del male.

Si tratta di persone comuni nelle quali potremmo imbatterci quotidianamente: amici, conoscenti, colleghi, superiori, mariti o mogli che condividono tra loro una profonda insoddisfazione di fondo, un senso di noia e di vuoto che le rende fondamentalmente prive di risorse per affrontare il mondo che le circonda. Per tale ragione, per dare un senso alla loro esistenza e sentirsi in qualche modo vive, hanno bisogno di sottrarre energie agli altri.

Come avviene tale sottrazione? Nei più svariati modi, che hanno quale comun denominatore la privazione della dignità altrui.

Anche un semplice saluto non ricambiato può costituire, per esempio, un atto di sottrazione energetica, perché determina una situazione di umiliazione e un microattentato alla dignità, che viene subito da chi lo riceve senza che possa fare nulla per evitarlo.

Una frecciata lanciata da un amico o da un'amica riguardo al proprio modo di vestirsi o truccarsi; una battuta sarcastica da un superiore riguardo al proprio operato lavorativo o la semplice negazione di un riconoscimento; il silenzio utilizzato da chi sa che abbiamo bisogno di risposte: sono tutti esempi di attacchi possibili da parte di questi tristi figuri.

Le prede da loro predilette sono le persone semplici, d'animo buono, quelle, in sostanza, con maggiori energie da poter prosciugare. Non si tratta necessariamente di individui fragili, deboli o particolarmente remissivi: spesso i soggetti vampirizzati sono donne o uomini con una forte personalità, strutturati, ottimisti e positivi. L'importante è che possiedano tutti qualità e virtù da poter intaccare e, possibilmente, sottrarre.

Quel che maggiormente crea disagio quando si entra in contatto con questi soggetti pericolosi è la sensazione che non provino assolutamente alcun interesse per noi; questo può suscitare irritazione, ansia, frustrazione, inquietudine, sensazioni che saranno tanto più amplificate quanto più il legame che ci lega al vampiro è emotivamente significativo. Il mondo delle emozioni non possiede, infatti, per loro, alcun valore. Il bisogno umano di accettazione da cui derivano la comunicazione empatica e la condivisione viene deliberatamente ignorato dai vampiri, con i quali uno scambio reciproco di stati d'animo è assolutamente impossibile.

E più ci si rende conto che è impossibile più lo si desidera.

L'incantesimo del vampiro

Eccoci all'aspetto psicologicamente più complesso della dinamica relazionale che si innesta con questi soggetti: il piacere dell'accondiscendenza.

La presenza malefica e fastidiosa del vampiro, la carica negativa che trasmette, il vuoto assoluto che lo caratterizza sono elementi talmente difficili da sopportare che spesso non si può fare altro che tentare di attenuarli attraverso la loro trasformazione in una sorta di piacere masochistico che, come scrive Corte nel suo testo già citato, «a volte prende persino i tratti di una sorta di onore per il fatto di essere stati scelti come vittime».

C'è qualcosa di ancestrale, di vorticoso, di abissale nel sentirsi loro prede. È come trovarsi sotto un incantesimo.

Le percezioni nei loro confronti sono negative e inquietanti, le sensazioni che trasmettono non possiedono nulla di positivo o attraente, purtuttavia non si riesce a fare a meno di desiderare di assecondarli e questo desiderio, sempre più forte man mano che il legame diviene più stretto, determina la maggior parte delle conseguenze negative derivanti da un prolungato rapporto con loro. Ci si accanisce, infatti, sulla bramosia di un'approvazione o di una partecipazione emotiva che non potrà mai aver luogo. Bramosia spesso favorita da momenti di finta empatia che questi individui concedono: un sorriso, una stretta di mano, una fugace confidenza, isolati e sparuti momenti di falsa umanità che ci inducono a sperare di non avere a che fare con veri e propri «mostri».

Il punto è che la mente umana fatica a riconoscere quel che non le appare familiare. Poiché i vampiri trasmettono, globalmente, un freddo e vuoto distacco e adottano schemi comportamentali e relazionali a noi ignoti, non risulta possibile comprenderli, e dalla mancata comprensione possono scaturire anomale reazioni quali, appunto, quella tipica di questo fenomeno: l'accondiscendenza.

Ed è così che si dà inizio a una sfida priva di senso logico, destinata a vedere soccombere inevitabilmente chiunque decida di intraprenderla.

L'associazione del vampirismo energetico al fenomeno della manipolazione mentale risulta inevitabile, data l'analoga conseguenza che entrambe le situazioni determinano: l'assoggettamento psicologico di chi li subisce.

Tale assoggettamento riguarda, infatti, anche le vittime di manipolazione mentale: un comportamento finalizzato a indurre qualcuno a far qualcosa, attraverso l'uso di sotterfugi e raggiri, per ottenerne benefici.

Dopo un periodo più o meno prolungato, infatti, come vedremo più avanti, i soggetti manipolati, non riuscendo a gestire la situazione, si rassegnano a una cieca sottomissione perlopiù mirata a farsi accettare dal proprio carnefice.

Come nel vampirismo energetico, inoltre, anche nella manipolazione mentale avviene una sottrazione di energia vitale da parte di un soggetto a danno di un altro: in entrambi i casi le modalità presentano forti similitudini che meglio analizzeremo nelle pagine seguenti.

Farei, però, un'importante distinzione riguardo alle tempistiche dell'abuso.

Mentre l'azione del vampiro può essere «mordi e fuggi» e connotata dall'occasionalità, quella che compie il manipolatore è più articolata, mirata e subdola perché richiede un vero e proprio studio a monte della vittima prescelta, che non sempre il vampiro conduce.

L'operato di quest'ultimo può racchiudersi in una frase, un gesto, un silenzio assestati *ad hoc* e destinati a più soggetti differenti in un breve arco di tempo; quello del manipolatore richiede la strutturazione di una vera e propria strategia che può durare mesi o addirittura anni e nei confronti della medesima vittima.

Pertanto ritengo che non tutti i vampiri energetici siano manipolatori nel senso tecnico del termine, mentre tutti i manipolatori sono anche vampiri energetici, poiché con condotte e azioni protratte nel tempo mirano a sottrarre luce e forza alle loro prede. Ciò non toglie che esistano anche tipologie di pericolosissimi e sanguinari vampiri manipolatori che racchiudono le peggiori caratteristiche di entrambe le tipologie di abusanti: prendono il nome di «narcisisti perversi» e di loro mi occuperò nelle prossime pagine.

Educazione e manipolazione mentale

Mi è stato spesso chiesto se annoverassi tra le ipotesi di manipolazione mentale anche l'educazione nei confronti di figli e alunni da parte rispettivamente di genitori e insegnanti.

L'argomento merita un discorso a parte.

L'educazione è, o quantomeno dovrebbe essere, un processo che tende a favorire il miglioramento personale e ha quale fine principale l'arricchimento dell'essere umano attraverso lo sviluppo delle sue capacità critiche e di ragionamento. «Educare» deriva dal latino *e-ducere*, letteralmente condurre fuori, quindi

Per maggiori informazioni sulla **conflittualità genitori-figli**, si può consultare il testo del dottor Osvaldo Poli, scaricabile al sito www.osvaldopoli.com/scarica/I_fili_invisibili.pdf

Riguardo all'articolo del dottor Poli, ritengo che spesso la ribellione giovanile, tipica del periodo adolescenziale, possa costituire un sano sistema di fronteggiamento messo in atto per proteggersi da condizionamenti genitoriali e affermare la propria personalità. I giovani che fanno sempre e solo quello che vogliono gli adulti, anche contro la loro volontà, rischiano di diventare, un domani, adulti remissivi e succubi degli altri. Spesso per un genitore non è facile accettare atteggiamenti conflittuali da parte dei figli. Sono numerosi i genitori che entrano in crisi, non sapendosi dare una spiegazione né riuscendo a fronteggiare la situazione. Una delle prime operazioni da compiere, per meglio comprendere le motivazioni della ribellione di un figlio, è valutare con estrema serenità e onestà intellettuale se lei o lui si senta rispettato o meno.

liberare e far emergere qualcosa che è nascosto. Educare, diceva il filosofo Antonio Rosmini, significa «rendere l'uomo autore del proprio bene», cioè lavorare sul suo potenziale per favorirne l'emersione.

Dopo una lunga esperienza sul campo ho appreso che un bravo educatore deve essere in grado, innanzitutto, di favorire la completa autonomia di pensiero e scelta dell'educando limitandosi a prevenire, ed eventualmente rettificare, azioni e comportamenti disfunzionali dello stesso che potrebbero ostacolarne il percorso evolutivo. L'opposto esatto, quindi, di quanto avviene nella manipolazione mentale, che è un processo di annichilimento dell'essere umano basato sulla sottrazione della sua personalità.

Da un lato vi è, dunque, l'educazione, un servizio fondato sulla chiarezza di idee e valori, volto a promuovere il miglioramento degli individui sotto il profilo della crescita umana e spirituale. Dall'altro vi è la manipolazione, che poggia sull'ambiguità, stimola l'incoerenza e incoraggia comportamenti umani aridi e massificati. La differenza appare evidente.

Tuttavia, anche chi svolge un ruolo educativo potrebbe perseguire finalità manipolatorie, magari abusando dell'autorità di cui gode per condizionare e influenzare negativamente i propri alunni. Pensiamo, per esempio, a un insegnante che spacci per educative proprie idee personali su tematiche politiche o religiose allo scopo esclusivo di indottrinare chi lo segue.

Più delicato il discorso per quanto riguarda, invece, la potestà genitoriale.

Con abili manovre fondate sul legame affettivo i genitori possono, anche inconsapevolmente, condizionare i propri figli forzandone la personalità e inducendoli a orientare le loro scelte verso obiettivi non corrispondenti ai loro reali interessi educativi. Dietro a tali manovre si cela spesso un desiderio di controllo e di potere sulla vita del figlio, sintomatico, il più delle volte, della mancanza di maturità affettiva.

Alcuni esempi di atteggiamenti manipolatori possono consistere nel:

> Nella mia esperienza professionale a contatto con il disagio giovanile, mi ha sorpreso constatare quanti giovani, pur ammettendo di ricevere amore in famiglia, al tempo stesso non sentissero tuttavia presa in considerazione la loro personalità, soprattutto in un momento di crescita così delicato in cui l'affermazione di sé agli occhi del mondo assume un'importanza fisiologica.

- Far pesare ai figli i propri problemi e ciò che si è fatto per loro puntando sul senso di colpa.
- Drammatizzare i pericoli per evitare che i figli si stacchino dalla famiglia e acquisiscano autonomia.
- Determinare situazioni di fatto che leghino i figli a sé e al proprio progetto (causando, per esempio, un indebitamento per il quale si renda necessario che il figlio prosegua l'attività di famiglia a scapito di quelle che sono le sue reali propensioni).
- Creare situazioni di privilegio determinando le condizioni per cui sia impossibile contrastare la volontà genitoriale senza incorrere nella revoca delle stesse.
- Comportarsi da vittima per far valere i propri bisogni su quelli reali dei figli.

Il caso di un uomo molto ansioso: mio padre

Mi sono trovata ad affrontare personalmente uno di questi casi, in quanto figlia di un padre molto ansioso con conseguente bisogno di controllo su tutto, che da sempre ha avuto ben chiaro in mente cosa fosse giusto per me.

Lui, avvocato penalista, avrebbe voluto vedermi seguire le sue orme, tanto che ha iniziato a influenzare le mie scelte fin da quando ero giovanissima: liceo classico, indirizzo di studi ottimale per intraprendere la carriera forense, facoltà universitaria di Giurisprudenza, poi praticantato e via dicendo.

Percorso studentesco e professionale erano stati tracciati per me con meticolosa precisione, senza prendere in considerazione cosa avessi in mente io per il mio futuro.

Disattendere i suoi desideri e le sue aspettative equivaleva, per me, in qualche modo a tradirlo; data la fiducia integrale che riponevo, e ripongo a tutt'oggi, in lui mi parve giusto seguire la strada che aveva ritenuto più consona.

Assecondai per un po' le sue istanze, convinta di poter perdere la stima e l'affetto che caratterizzavano il nostro rapporto se avessi agito altrimenti, finché, un bel giorno, non decisi di dare una virata a quella che era una vita che qualcun altro aveva deciso per me. Dapprima mi diplomai al liceo, poi mi laureai in Giurisprudenza, solo mi opposi al progetto di svolgere il praticantato presso uno studio legale perché non volevo fare l'avvocato. Non mi interessava. Giunsi al compromesso di un lavoro stabile presso un'azienda privata, con tanto di contratto a tempo indeterminato (che stava iniziando a divenire una rarità già dai tempi del mio primo impiego), ma non mi sentivo bene.

Ero profondamente a disagio, infelice, insoddisfatta, frustrata.

Portavo nel cuore il pesantissimo macigno di scelte fatte per me da altri o quantomeno completamente condizionate: stavo vivendo un'incongruenza tra quella che era la mia vera natura e la maschera che ero costretta a indossare in società per fare felice mio padre. Non ero io, non era la mia vita perché ne avrei voluta un'altra. Mi sentivo fondamentalmente intrappolata.

Analisi del caso

Centinaia, migliaia di persone oggi si trovano nella situazione in cui mi ero ritrovata io. Con una vita che non appartiene loro, con frustrazioni incommensurabili e il desiderio di evadere. Molti figli si impegnano per non deludere i propri genitori. Temono di ferirli, di far loro male; tanti genitori speculano sui sensi di colpa che riescono a ingenerare in chi è loro debitore per la vita che gli hanno donato. E quasi tutti ci riescono. Mio padre non ce l'ha fatta.

A trent'anni, dopo aver lasciato l'azienda da un giorno all'altro, senza neanche un giorno di preavviso, compresi che era giunta l'ora di camminare con i miei piedi e seguire quelle che erano le mie vere e naturali inclinazioni.

Feci un bilancio delle mie competenze a quel momento, le misi insieme, cercai di individuare una professione che mi consentisse di esprimerle adeguatamente e trovai la mia strada. Sola, senza un rassicurante conforto familiare che stabilisse regole o imponesse stili di vita. Senza una guida tranquillizzante che mi dicesse ogni volta cosa fosse giusto o sbagliato. Semplicemente sola e libera. Con me stessa e i miei desideri da realizzare. Senza più sensi di colpa, dei quali avevo compreso di essere stata succube per troppi anni e inutilmente.

LA MANIPOLAZIONE «BUONA»

Deludere le aspettative, angosciare il genitore, essere fonte per lui di imbarazzo o vergogna, sentirsi inadeguati sono tutte trappole mentali da cui si rischia di lasciarsi sopraffare se non si ha ben chiaro quale sia il proprio scopo nella vita. E questa chiarezza manca a molti. Non solo perché siamo indecisi su quelle che sono le inclinazioni personali e la nostra vera natura, problema che affligge sicuramente un gran numero di persone, ma anche, e soprattutto, perché siamo, fin dalla più tenera età, appannati da quelli che sono i desideri e le aspettative di chi ci è più caro.

Si può, in questi casi, parlare di manipolazione? Certamente, ma in un'accezione fondamentalmente diversa rispetto a quella che siamo soliti intendere.

Come abbiamo visto nel nostro primo caso, il genitore desidera soddisfare la propria esigenza di controllo e placare l'ansia che contraddistingue la propria natura, dunque vi è una distorsione della realtà finalizzata al raggiungimento di obiettivi personali non esternati. Ma tali obiettivi, a differenza di quanto avviene nella manipolazione mentale *strictu sensu*, non sempre mirano a creare un vantaggio solamente a chi li persegue bensì hanno, soprattutto, anche a cuore il bene «immaginato» del soggetto manipolato.

In tale anomala dinamica troviamo, dunque, da una parte un soggetto attivo che pensa di avere ben chiaro in mente cosa sia giusto per il proprio figlio, il quale dall'altra invece magari ha idee diverse in merito.

Tale soggetto adotta comportamenti e approntа azioni finalizzate al raggiungimento del traguardo che si è prefissato, il quale però, a differenza di quanto avviene nella manipolazione mentale ordinaria, dovrebbe arrecare, almeno nelle sue intenzioni, benefici, e non danno al soggetto passivo dell'azione manipolatoria. Il vero manipolatore relazionale, invece, intende nuocere alla vittima prescelta per trarne un vantaggio o per puro e semplice piacere.

Nel caso della relazione genitori-figli siamo di fronte, quindi, a una fattispecie *sui generis* che potremmo definire «manipolazione buona», o meglio ancora «egoistico condizionamento a fin di bene».

Un genitore come il mio, e ce ne sono tanti, benché bisognoso di controllo sulla vita propria e altrui, non aveva certo intenzioni malevole nei miei confronti, solo aveva erroneamente ritenuto che la cosa migliore per me fosse la stessa che aveva fatto star bene lui nella vita. Un genitore che manipola forse è solo un genitore immaturo, poiché fatica a riconoscere l'altro da sé. Un figlio, infatti, per quanto possa aver ereditato dell'apparato genetico di chi l'ha messo al mondo, non è una propaggine del padre o della madre. È un qualcosa di diverso. Il genitore è l'arco, come diceva Gibran, e il figlio la freccia lanciata verso il domani. Ma se sono gli altri a decidere come debba essere il nostro domani, siamo destinati per sempre a essere degli infelici.

LA CULTURA DEL RISPETTO

Il genitore che abbia a cuore la felicità dei propri figli dovrebbe innanzitutto cercare di rispettarne da subito inclinazioni e desideri.

In mancanza di ciò, potrebbe aprirsi un pericoloso varco nel quale potrebbero confluire insane tendenze, disturbi della personalità, comportamenti antisociali o inadeguati e dipendenze.

Alla base dell'equilibrio di ogni persona si trova sempre, infatti, il rispetto, come si è già detto. Chi è abituato a essere rispettato sarà portato a rispettare, mentre chi non lo è tenderà sempre a mancare di rispetto nei confronti degli altri.

Quella del rispetto è una vera e propria cultura che va impartita a tutti, indistintamente, fin dai primi anni di vita. Essere stati rispettati indurrà, peraltro, a rispettarsi evitando di diventare, un domani, vittime di quella macroperazione di disintegrazione della propria autostima che prende il nome di «manipolazione mentale».

Ma vi è un'ulteriore ragione per la quale bisognerebbe evitare di condizionare le scelte dei propri figli. Le tecniche manipolatorie strutturate all'interno della famiglia per indurli a intraprendere una determinata strada, ritenuta, a ragione o torto, la migliore, divengono una strategia educativa destinata inevitabilmente a essere replicata. La pedagogia e la psicologia ci insegnano, infatti, che tendiamo a ricalcare schemi comportamentali ed educativi appresi nelle famiglie d'origine: quindi i figli di manipolatori, buoni o cattivi che siano, diverranno con alte probabilità manipolatori a loro volta.

LE PRINCIPALI LEVE EMOZIONALI DELLA MANIPOLAZIONE MENTALE

Due sono le principali leve emotive che possono essere attivate da parte di chi pone in essere un'azione manipolatoria nei confronti della vittima prescelta, e sono tanto più potenti quanto più il legame che unisce le due parti è forte. Mi riferisco alla paura e al senso di colpa. Affrontiamole nel dettaglio.

La paura

Abbiamo fatto riferimento a essa, nelle pagine precedenti, trattando dell'aggressività che ne può, spesso, derivare, ma la paura non riguarda esclusivamente i potenziali manipolatori che sono spinti a porre in essere comportamenti abusanti quando sono spaventati, come nei casi di genitori che temono di non avere il controllo della vita dei propri figli, o di figli che hanno paura di disattendere le aspettative dei propri cari, o di partner preoccupati di perdere l'amore e l'attenzione di chi li affianca.

Tutti temiamo qualcosa e, poiché la paura determina insicurezza, dobbiamo considerare che laddove vengono a mancare certezze si apre un varco per possibili abusi psicologici da parte di chi vuole approfittare di noi.

A proposito della **manipolazione da parte dei figli**, a prescindere dal fatto di aver appreso o meno tecniche manipolatorie all'interno delle famiglie d'origine, i figli, in genere, fin da piccoli, approfittano a loro volta delle debolezze emotive dei propri genitori per manipolarli.

Il bambino è in grado di percepire tutto, fin dai primi mesi di vita, e pur non possedendo la capacità di comunicare verbalmente è, comunque, in grado di manifestare i propri bisogni e far leva sulle debolezze dei propri familiari attraverso il pianto, unico strumento di cui dispone per ricattarli affettivamente. Un neonato che ha fame, sonno, freddo o caldo, che si sente poco considerato e trascurato piange, manifestando esigenze non esternabili, per lui, in altro modo; purtuttavia il pianto può rappresentare, man mano che si cresce, anche un utile strumento di manipolazione affettiva atto a far leva sul senso di colpa dei propri cari.

Crescendo, poi, il bambino impara ad azionare comportamenti e adottare strategie sempre più raffinate per mantenere le attenzioni concentrate su di sé. Attraverso i capricci, per esempio, o condotte inadeguate o rinchiudendosi in un silenzio e un'introversione che portano chi li vive passivamente a elaborare espedienti d'ogni tipo per creare canali di comunicazione che consentano di comprendere cosa stia provando il figlio.

Le paure sono infinite e alquanto soggettive.

Ci sono persone che, temendo di non essere adeguate, stimabili o desiderabili, per esempio, accettano qualsiasi cosa in una relazione pur di non perderla. Ce ne sono altre che, per non dover soffrire di solitudine, noia e vuoto esistenziale, scelgono di restare emotivamente in balia di soggetti egoisti e abusanti. Altre ancora, poi, temendo di essere giudicate per la propria libertà e autonomia, si affidano ciecamente a chi le sottomette e condiziona integralmente esonerandole così dal dover pensare a come provvedere e prendersi cura di sé.

In quest'ultimo caso ci troviamo di fronte a una casistica prettamente femminile, perlopiù determinata da pregiudizi e stereotipi di genere duri a morire.

La paura, dunque, conduce sia a manipolare che a essere manipolati, anche perché non vi è nulla che infonda al pauroso maggior coraggio del timore altrui. In entrambi i casi, comunque, deriva sempre dalla percezione di un pericolo reale o supposto; nel primo, può rivelarsi uno stimolo valido ad attivare reazioni utili a difendersi.

Se il pericolo, invece, è solamente supposto la paura acquista una dimensione negativa, che anziché proteggere può condurre chi la vive all'immobilismo e all'elevatissimo rischio di diventare succube di qualcosa o qualcuno.

Forse allora, come diceva de Montaigne, ciò di cui dovremmo davvero aver paura è proprio la paura.

Il senso di colpa

La più importante leva emozionale capace di indurre accondiscendenza e sottomissione, ancor più della paura, è, però, il senso di colpa, che determina in chi lo vive uno stato di inquietudine e malessere, a volte anche molto profondi.

Esso fa parte della struttura emozionale di ogni individuo e opera fondamentalmente in due modi. Innanzitutto come reazione emotiva scatenata da ricordi e conflitti non risolti dell'infanzia. Tali ricordi possono riguardare frasi o ammonizioni delle figure genitoriali che hanno lasciato un segno nel bambino e possono riemergere nell'età adulta determinando sensi di colpa immotivati e anacronistici. Si parla in questo caso di senso di colpa *residuo*.

Vi è, poi, un senso di colpa *autoimposto* che prescinde dal passato, riguarda comportamenti e pensieri del presente e interviene, provocando sofferenza, allorché si violano una norma o un codice sociale, morale o personale, da adulti. Agendo quale strumento della coscienza, quindi, può costituire una risposta naturale e appropriata a un'azione che si sia rivelata inopportuna e nociva per altri e può servire a mantenere in funzione la nostra bilancia morale inducendoci a cercare una riparazione per gli eventuali danni arrecati.

Ma il senso di colpa in assoluto più pericoloso e invasivo è quello che chiamiamo *immaginario* e che si concretizza in uno stato di disagio diffuso e generalizzato derivante da un'errata valutazione della realtà circostante che giunge spesso a condizionare, anche in maniera significativa, comportamenti e scelte di vita.

Per ragioni del tutto estranee al fatto in se stesso, una persona può sentire di non poter fare una certa cosa e può credere addirittura che un'azione sia criticabile e biasimevole, anche se nulla a livello razionale giustifica questo giudizio. Una tendenza simile spesso è propria di chi ha ricevuto un'educazione particolarmente rigida e fondata su inibizioni e privazioni, ma non solo.

Di frequente si tratta di una reazione a determinati standard sociali, culturali e morali che subiamo passivamente, quali, per esempio, l'obbligo di essere buoni e gentili a ogni costo per non incorrere nel giudizio negativo altrui; quello di non contrastare mai le figure autoritarie, soprattutto in ambito familiare e lavorativo; quello di non vivere serenamente il piacere poiché nella vita bisogna soffrire, e così via.

Se decidiamo di sottostare a regole astratte non rispondenti alla nostra reale natura possiamo rischiare di restarne sopraffatti. Anche il mancato rispetto delle mode e dei parametri estetici proposti dalle stesse potrà contribuire a determinare profondi sensi di colpa. E le grandi case produttrici di abbigliamento e prodotti di bellezza lo sanno bene. Perché ci sentiamo in colpa se siamo ingrassati o invecchiamo? Perché gli standard attuali non lo con-

Per maggiori informazioni sul **senso di colpa**, un testo di cui consiglio la consultazione è quello di Susan Forward, scritto con Donna Frazier, *Il senso di colpa, quando le persone usano il ricatto morale per manipolarci*, Corbaccio, Milano 1999.

Questo saggio riveste una particolare importanza per me sotto il profilo formativo poiché per molto tempo ho dovuto fare i conti con un senso di colpa diffuso e ingenerato non so bene da cosa. Da giovane ero una di quelle persone che non riuscivano a dire di no per non dare un dispiacere agli altri. È stata la lettura di questo testo a far scattare in me il primo vero cambiamento, consentendomi di interiorizzare il fondamentale concetto dell'assoluta inutilità e nocività del senso di colpa. Eppure sono numerosissime le persone che lo subiscono senza ragione, senza cioè che esista un qualche nesso con atteggiamenti, parole o azioni che possano avere arrecato danni ad altri. Questa è una delle ragioni per cui è facile cadere vittime del ricatto morale e della relativa manipolazione che ne deriva. Imparare a dire di no, a opporsi, a non assecondare il prossimo solo per sentirsi a posto con la propria coscienza costituisce una fondamentale competenza che dovremmo possedere tutti per sentirci e definirci veramente liberi.

sentono e, neanche troppo subliminalmente, condannano chi non risponde ai trend imposti non si sa bene da chi. Basta osservare la pietosa corsa alla chirurgia estetica senza più regole di età o di reali necessità. Non essere belli oggi è una colpa. Centri estetici, di dimagrimento, palestre hanno visto crescere il numero dei clienti perché i modelli da emulare sono quelli propinati dalle copertine di riviste dozzinali o da improbabili trasmissioni televisive quali *Il Grande Fratello* o *Uomini e Donne*, pena l'esclusione sociale.

Non esiste programma Tv, telefilm, talk show che non veda come protagonisti personaggi in splendida forma, dalla linea invidiabile e dai lineamenti sapientemente ritoccati. Modelli inarrivabili, che scimmiottano lo star system hollywoodiano a discapito di contenuti, espressività, personalità e libertà di pensiero.

Anche in questo caso si rivela di fondamentale importanza il concetto di autostima, la mancanza della quale può determinare un senso di inadeguatezza derivante dalla differenza esistente fra l'immagine ideale di sé e quella che si percepisce concretamente. Il senso di colpa nascerebbe, in questo caso, dal «non sentirsi all'altezza» e troverebbe terreno fertile in personalità insicure e autocritiche. Ma anche le più strutturate, in quello che è divenuto un sistema basato sull'immagine e l'apparenza, fanno fatica a sopravvivere conformandosi agli irraggiungibili standard odierni. Ecco perché disturbi quali l'anoressia e il dismorfismo corporeo sono diventati le malattie del nostro secolo e stanno alla base di numerose turbe psichiche.

Comunque, che un senso di colpa sia *residuo, autoimposto* o *immaginario*, scegliere, più o meno consapevolmente, di farsi limitare dallo stesso costituisce in ogni caso un atteggiamento autodistruttivo.

Il caso di Simona: l'intellettuale frustrata

Racconta Simona, 32 anni, impiegata:

Poco dopo essermi laureata in Lingue e letterature straniere, nell'attesa di trovare un impiego, avevo accettato, dopo forti resistenze, la proposta di mio padre, commerciante, di portare avanti con lui per un po' di tempo, l'attività ereditata dal nonno materno: un bar tabacchi.

Avevo dovuto lottare duramente in passato per studiare, poiché i miei genitori avevano deciso già da quando ero nata quello che sarebbe stato il mio futuro. Sono figlia unica e tutte le speranze di continuazione dell'attività di famiglia sono da sempre state riposte in me, benché io avessi in mente tutt'altro per la mia vita: desideravo sposarmi, avere dei figli e insegnare. Mi ero però ben presto ritrovata a dover fare i conti con una realtà completamente diversa da quella che mi ero immaginata nei lunghi anni sui libri. La trafila per diventare insegnante di ruolo avrebbe scoraggiato chiunque per l'enorme numero di concorrenti in campo e per il tempo necessario per preparare un concorso che, a detta di tutti, sarebbe stato insuperabile senza appoggi o raccomandazioni; poiché io ne ero sprovvista, e desideravo costruirmi il prima possibile qualcosa di mio, avevo deciso di ripiegare, come tanti miei coetanei neolaureati, su un lavoro aziendale di qualsiasi tipo, purché idoneo a rendermi economicamente autonoma.

Avevo iniziato a inviare curricula un po' dappertutto, ma i colloqui ai quali venivo convocata finivano puntualmente in nulla. Tutti mi dicevano di non demordere: sapevo di essere una ragazza brillante e preparata e prima o poi qualcosa di buono sarebbe arrivato; avrei dovuto avere solamente un po' di pazienza. Fu proprio in quel periodo di ricerca frenetica che mio padre mi propose di dargli una mano nella sua attività in cambio di una buona retribuzione. Fin da quando ero bambina avevo pensato che, piuttosto di ripetere la vita dei miei genitori, avrei studiato per sempre. Mi sembrava, infatti, decisamente riduttivo per chiunque possedesse un minimo di aspirazioni intellettuali alzarsi ogni mattina alle 5.30 per versare da bere vino o servire caffè e sigarette a camionisti e avventori di passaggio. Lo vedevo come un lavoro volgare. Mi creava imbarazzo, infatti, anche il solo sostare poco tempo lì dentro: urla sguaiate di giocatori ai tavoli che si esaltavano per un punto segnato a carte, code di gente con in mano schedine del Lotto o del Totocalcio che si accalcava coltivando come unica speranza la fortuna, donne volgari che si gonfiavano di birra tutto il giorno adescando chiunque capitasse sotto tiro. Mi ero sempre domandata come fosse possibile scegliere di lavorare per tutta la vita in un ambiente così degradato e degradante.

Gli risposi, quindi, che, pur apprezzando la sua offerta, preferivo continuare a cercare un'occupazione più adatta a me, certa che, se non avessi desistito, prima o poi qualcosa sarei riuscita a trovare. Sembrò che lo avessi spiazzato, come se non avesse da sempre saputo quel che pensavo del suo lavoro. «Vedi, Simona», mi disse, «purtroppo non si può vivere di aria fritta come credevi tu e la vita te lo sta dimostrando. Ti avevo avvertito che non ti sarebbe servito a nulla studiare ma tu non hai mai voluto darmi ascolto. Sono vecchio e sono stanco di lavorare da anni come un mulo per un impero che ho creato solo per lasciare qualcosa a te. Almeno in questo periodo in cui sei a casa a fare nulla cerca di renderti utile in qualche modo e vai oltre al tuo snobismo. Il lavoro è fatica e sudore e se anche i clienti non sono come i tuoi amichetti dell'università, affettati e infarciti di teorie, almeno portano soldi, cosa che a quanto pare né tu né i tuoi amici siete in grado di produrre». Non potevo credere alle mie orecchie. Sapevo da tempo che non aveva mai digerito le mie scelte, ma le sue parole erano state di una violenza e cattiveria sconcertanti.

Cercai di replicare nella maniera più educata possibile, era mio padre e ne avevo il massimo rispetto, ma ero molto indignata: non poteva permettersi di trattarmi così e soprattutto di umiliarmi in quel modo solo perché avevo fatto scelte diverse dalle sue.

Continuai imperterrita la mia ricerca di lavoro, ma ero sempre più triste e sfiduciata a furia di rimuginare su quelle parole così aspre che mi bruciavano ancora dentro. Inoltre, iniziavo a sentirmi in colpa al pensiero che i miei genitori avevano deciso di condurre quella vita grama per me, per lasciarmi qualcosa dato che a loro gli studi erano stati preclusi per l'indigenza nella quale versavano le rispettive famiglie. In più, a venticinque anni compiuti, ero ancora a loro carico, mentre molte ragazze della mia età si erano già rese autonome o avevano trovato un compagno che le supportasse. Forse aveva ragione lui, forse ero soltanto una giovane snob piena di ideali e sogni irrealizzabili che nella vita non avrebbe mai concluso nulla di buono.

Dopo un altro mese e mezzo di colloqui andati male e porte chiuse in faccia, decisi di provarci. Dissi a mio padre che forse aveva ragione, che comunque avevo sempre apprezzato i sacrifici che lui e la mamma avevano fatto per me e che era mio dovere provare a intraprendere la strada che mi era stata spianata. Inutile dire che fui accolta come il figliol prodigo. Accettare quel lavoro costituiva l'unico modo per sentirmi meglio e ottenere la sua stima. Avevo, così, cominciato da zero mettendomi d'impegno e con tutta la buona volontà del caso, ma avevo capito da subito che non ce l'avrei mai fatta. Mi pesava stare là dentro, faticavo a sorridere e a essere gentile, faticavo a dovermi sbrigare in cassa e con le macchinette da gioco.

Ho fatto di tutto per cercare di farmi piacere quell'attività, anche quando venivo rimproverata da mio padre o ridicolizzata dai clienti per la mia lentezza. Mi sentivo a disagio, inadeguata, a volte stupida perché non riuscivo a entrare in una logica commerciale così lontana da me e le mie percezioni erano costantemente confermate da chi mi stava intorno in tutti i modi possibili e immaginabili. Se mi fossi trovata in una prigione della quale fosse stata gettata via la chiave mi sarei sentita comunque meglio di allora: in una trappola senza vie d'uscita, poiché sapevo che non avrei mai trovato il coraggio di confessare a mio padre che volevo fuggire. Ed era fondamentalmente colpa mia, perché sapevo dall'inizio come sarebbe andata a finire ma, malgrado ciò, mi ero stupidamente fatta convincere dai miei scrupoli. Non avevo rispettato i miei limiti, non ne avevo posti ad altri e per questo ho pagato un prezzo salato. Dopo quasi due anni di quell'incubo mi sono, infatti, ammalata di depressione, una malattia infida che sto ancora curando ma che mi ha almeno dato la possibilità di andarmene da quel posto senza dovermi sentire una traditrice ingrata.

Analisi del caso

Una storia triste, adatta a far comprendere bene, però, le dinamiche che si innescano nelle vittime dei sensi di colpa.

Una ragazza piena di speranze e sogni perseguiti a dispetto delle aspettative genitoriali; un padre che ha scelto il futuro della propria figlia senza tenere in minima considerazione esigenze e desideri della stessa, un senso di colpa che si impossessa della parte più debole, che crede di aver fatto del male con le sue scelte e i suoi comportamenti percepiti come inadeguati.

Il processo che produce un senso di colpa ingiusto è così sintetizzabile:

- Io agisco.
- L'altra persona ci resta male.
- Mi prendo la responsabilità per lo stato d'animo dell'altro, che io c'entri o meno.
- Mi sento colpevole.
- Farò qualsiasi cosa per riparare, in modo da sentirmi meglio.

Adattando lo schema alla nostra storia:

- Simona dice al padre che non vuole lavorare nel suo bar.
- Lui manifesta la sua delusione.
- Simona si convince che lui ha ragione e che lei è troppo snob e idealista.
- Simona si convince della sua colpa che la fa sentire una figlia ingrata perché i suoi genitori hanno avviato un'attività commerciale particolarmente impegnativa al fine di garantirle un futuro.
- Simona decide di accettare un lavoro che non le piace per superare il disagio derivato dal senso di colpa.

Eppure il tentativo di risolvere il senso di colpa da parte della protagonista della nostra storia si è rivelato non solo inutile ma addirittura controproducente, poiché si è ammalata per uscire dall'immobilismo nel quale si trovava costretta a vivere una vita che non le apparteneva.

Simona era riuscita a perseguire i propri obiettivi fino a un certo punto: aveva intrapreso la carriera scolastica, si era prima diplomata e poi laureata ma le cose non erano andate come avrebbe desiderato.

È normale nutrire aspettative elevate dopo il conseguimento della laurea, e vederle crollare poco alla volta può rappresentare un'esperienza destrutturante per molti. Sicuramente ci si indebolisce e quando si è più fragili si è più soggetti a farsi condizionare da sensi di colpa che possono condurre a commettere gravi errori. Accettare qualcosa esclusivamente per compiacere qualcuno può apportare benefici solo nel breve periodo, perché a lungo andare la vera natura di una persona torna sempre a galla e quando ci si accorge di aver agito per fare contenti altri, a scapito della propria felicità e serenità, si presentano puntualmente conti da pagare, a volte anche molto salati.

Ecco perché il senso di colpa è autodistruttivo. Fa male solo a chi lo vive e non serve a nulla, soprattutto quando scaturisce da una delusione che arrechiamo, o pensiamo di arrecare, a coloro che amiamo.

Occorre, infatti, partire dal presupposto che amare non significa vivere in funzione degli altri e che occuparsi di una persona, pensare alle sue esigenze e farla stare bene non può ledere o calpestare i nostri diritti e desideri.

Quando, per rendere felice qualcuno, sono necessari compromessi troppo pesanti con noi stessi e la nostra vera natura, siamo probabilmente caduti in un rapporto di tipo manipolatorio. Quando siamo costretti a modificare la nostra essenza per farci accettare o amare, dobbiamo pensare che qualcosa non funzioni.

Non siamo venuti al mondo per assecondare le aspettative altrui, qualunque sia il nostro ruolo in una relazione: figli, genitori, partner, amici.

Innanzitutto, dobbiamo portare rispetto verso noi stessi: un rispetto che ci consenta di conoscere bene le nostre esigenze e i nostri confini, per non far varcare questi ultimi a nessuno e non permettere a nessuno di farceli oltrepassare.

Solo in questo modo sarà possibile creare e mantenere relazioni sane e costruttive.

CHI È IL MANIPOLATORE?

Per comprendere bene la dinamica manipolatoria, la cui estremizzazione è rappresentata dal ricatto morale, dobbiamo innanzitutto individuare le caratteristiche del manipolatore che determinano i diversi gradi di manipolazione che possono emergere in un rapporto affettivo.

Abbiamo accennato, nel capitolo precedente, a una tipologia particolare: quella del cosiddetto *manipolatore buono*, che può essere rappresentato dal genitore che, per mantenere il controllo sul figlio pensando di fare il suo bene, lo condiziona inducendolo, per esempio, a perseguire studi o professioni che non costituiscono il frutto di una scelta consapevole da parte dell'interessato. Esiste, però, un'altra categoria ben più pericolosa e dalla quale è bene tenersi alla larga: quella del *manipolatore nocivo*. Figura molto più diffusa di quanto non si pensi, ma di difficilissima individuazione per via del camaleontismo che la caratterizza.

Narcisista, egocentrico e falso, il manipolatore nocivo mistifica la realtà trasformandola in maniera capziosa e funzionale alle proprie esigenze, intraprendendo relazioni destinate allo sfacelo. Egli è abile nel vendersi per quello che non è nella fase della conquista, dopodiché getta la maschera e rivela la sua vera natura: di millantatore destabilizzante.

Capovolge le situazioni, ribalta i ruoli, spiazza e gioca a far sentire costantemente inadeguate le proprie vittime minando sistematicamente la loro autostima attraverso la svalutazione, la derisione e il disprezzo.

Pur essendo diversi l'uno dall'altro, tuttavia, i manipolatori relazionali presentano delle caratteristiche comuni che è importante conoscere per poterli individuare e, laddove possibile, evitare.

DISTINZIONI TERMINOLOGICHE

Come sono moltissimi i genitori che manipolano i figli a fin di bene o che agiscono in maniera opprimente e condizionante per eccesso di amore, così il fenomeno inverso è altrettanto diffuso anche se, di solito, le finalità perseguite dai figli nei confronti dei propri cari sono, di norma, più incentrate sul bisogno di polarizzare le attenzioni su di sé.

Certo, è sempre difficile parlare di manipolazione in un'accezione «buona» ma è necessario fare delle distinzioni per non cadere in generalizzazioni che creerebbero solo confusione terminologica.

A tal proposito i manuali di psicologia sull'argomento non sempre aiutano. Mi riferisco, infatti, al manipolatore che ci interessa analizzare denominandolo indistintamente *relazionale, affettivo, narcisista* o *vampiro energetico*.

Riguardo a quest'ultimo, affrontato nel paragrafo *Dal vampirismo energetico alla manipolazione mentale* (*vedi a* p. 20), abbiamo puntualizzato che non tutti i vampiri energetici sono manipolatori nel senso tecnico del termine, mentre tutti i manipolatori sono anche *vampiri* poiché, con condotte e azioni protratte nel tempo, mirano a sottrarre vitalità alle loro vittime.

Cerchiamo ora di chiarire le altre terminologie.

Il manipolatore e il narcisismo

Il *manipolatore relazionale* è colui che in una relazione sociale cerca di controllare gli altri attraverso l'utilizzo di tecniche e strategie mistificatorie. Poiché una relazione sociale consiste in un rapporto tra due o più individui che orientano reciprocamente le loro azioni, si deve necessariamente distinguere tra relazioni sociali scarsamente significative sotto il profilo affettivo (come nel caso di colleghi di lavoro, conoscenti, vicini di casa); e relazioni sociali profonde e stabili caratterizzate dalla presenza di dinamiche affettive (come quelle proprie di un legame sentimentale o amicale). Alla luce di questa distinzione possiamo, allora, parlare di *manipolatore affettivo* quale specie di *manipolatore relazionale* inserito in una relazione sociale all'interno della quale vi sia un coinvolgimento emotivo.

Più complesso risulta, invece, il discorso sul concetto di *narcisista*, poiché si tratta di un termine estremamente inflazionato e associato in prevalenza all'idea di una persona particolarmente vanitosa e concentrata sulla propria immagine.

Tale concezione trova le sue origini nella mitologia ellenica: Narciso era un giovane di straordinaria bellezza che disdegnava senza pietà ogni persona che si innamorasse di lui. Un atteggiamento tanto crudele scatenò l'ira degli dèi, che lo condannarono al dolore dell'amore non corrisposto facendolo innamorare perdutamente della propria immagine rispecchiata in una sorgente. Una volta accortosi di essere stato sedotto dal semplice riflesso di sé, che non avrebbe mai potuto possedere, il giovane, disperato, si lasciò morire di dolore. Narciso è diventato simbolo di un atteggiamento dell'Io che sa amare esclusivamente se stesso e il proprio corpo, estromettendosi totalmente dal resto del mondo. Il mito tende a sottolineare il carattere fondamentalmente intransitivo dell'amore, l'impossibilità che questo passi da un soggetto all'altro, il fatto che rimanga in qualche modo racchiuso e imprigionato all'interno del singolo individuo.

È il dramma dell'impossibilità di comunicare e corrispondere, e quindi di amare.

Durante lo sviluppo individuale la fase iniziale del narcisismo è inevitabile; si parla, quindi, di *narcisismo buono*. Nella primissima infanzia, infatti, il bambino si identifica con le attenzioni che sua madre gli dedica e si sente amato solo attraverso lo sguardo, le parole e i gesti della stessa. È la prima fase del riconoscimento e dell'amore di sé che gli consentirà, più avanti, se questa relazione si svolge in modo soddisfacente, di amare gli altri. Quando, invece, tale percorso evolutivo incontra delle difficoltà, poiché il bambino si sente incapace di suscitare attenzioni e interesse materno, insorge una sofferenza incolmabile che andrà a costituire il substrato del *narcisismo patologico*.

Il vuoto avvertito inconsciamente dovrà, allora, essere riempito in tutti i modi e principalmente attraverso l'appagamento di una smodata brama di riconoscimento e approvazione da parte di chiunque.

Con tali presupposti il *narcisista patologico* è, quindi, portato a credere che tutto gli sia dovuto, che nulla sia abbastanza bello per lui, che il mondo sia in debito nei suoi confronti poiché, non avendo potuto sviluppare un proprio sentimento di esistere, niente potrà colmare né soddisfare una tale carenza.

Egli rimane, così, condannato a ripetere il medesimo copione all'infinito, schiavo di una dinamica della quale non riuscirà mai più a fare a meno e che lo condurrà a cercare incessantemente lo specchio, mai avuto, nel quale riflettersi.

Il manipolatore relazionale è quasi sempre un narcisista patologico perennemente insoddisfatto di quello che riceve e completamente incapace di dare. Sa solo prendere o togliere.

IL DISTURBO NARCISISTICO DI PERSONALITÀ

Più tecnicamente, in psicologia e in psichiatria si parla di *disturbo narcisistico della personalità* facendo riferimento a un'istanza psichica, strettamente collegata alla formazione dell'identità individuale, che regola la continua tensione del soggetto tra il desiderio-bisogno di rapportarsi con l'altro, cercando la dipendenza, e il desiderio-bisogno di essere riconosciuto, mirando all'autonomia. Una dicotomia pressoché inscindibile, causa di continue lacerazioni e sofferenze non solo per chi la vive in prima persona ma anche, e soprattutto, per chi la subisce.

Tralasciando in questa sede le varie e complesse teorie psicologiche e psicanalitiche sull'argomento, ci basti sapere che questo disturbo ha quale sintomo principale l'incapacità di provare empatia e coinvolgimento affettivo nei confronti degli altri, precludendo in maniera significativa la possibilità di strutturare relazioni stabili.

Il soggetto, uomo o donna che sia, vive nell'idealizzazione della propria importanza, manifesta un egoismo profondo e il costante bisogno, come abbiamo visto, di essere apprezzato, adulato e ammirato. Si comporta come se esercitasse una sorta di potere assoluto sul mondo intero attendendosi dagli altri amore, attenzione, tempo ed energia che non è minimamen-

L'analisi del **mito di Narciso** è stata affrontata da Umberto Curi nell'ambito dell'incontro *Amore e conoscenza: il mito di Narciso*, organizzato a Napoli dalla casa editrice Vivarium nel 1993.

Varie sono le versioni che sono state date nel corso della storia al mito di Narciso, e Curi si sofferma su una delle più note: quella fornita da Ovidio nel terzo Libro delle *Metamorfosi*. Nell'amore di Eco per Narciso, da lui respinta, e in quello di Narciso per la propria immagine Curi individua importanti temi filosofici: quelli dell'illusione e della realtà.

Per maggiori informazioni sul **disturbo narcisistico**, si può consultare il saggio di Giacomo Dacquino, *Paura d'amare. Come evitare e superare i fallimenti affettivi*, Mondadori, Milano 1996. Di questo testo mi è rimasta impressa la frase pronunciata da uno dei personaggi dei casi raccolti dall'autore e che riproduce efficacemente la personalità dei narcisisti in genere: «Sono un gigante fuori, un nano dentro» (p. 57).

te in grado di ricambiare, poiché nella sua alterata percezione di sé tutto gli è dovuto.

Nel rapporto di coppia il narcisista non riesce a entrare veramente in contatto con un partner e stabilire una relazione matura poiché, essendo completamente concentrato/a sulla propria persona, non sa cosa significhi vivere l'intimità con qualcuno. Egli ha bisogno di uno specchio, non di un interlocutore; l'altro rappresenta soltanto una figura che riflette se stesso, uno strumento per ritrovare sempre la propria immagine rispecchiata.

Secondo il DSM IV almeno cinque dei seguenti sintomi devono essere presenti nella persona affetta da questo disturbo in modo tale da formare un pattern pervasivo, cioè che rimanga tendenzialmente costante in situazioni e relazioni diverse:

- Ha un senso grandioso del sé, ovvero un senso esagerato della propria importanza.
- È occupato/a da fantasie di successo illimitato, potere, effetto sugli altri, bellezza o di amore ideale.
- Crede di essere «speciale» e unico/a, e di poter essere capito/a solo da persone speciali; o è eccessivamente preoccupato/a da ricercare la vicinanza o essere associato/a a persone di status (in qualche ambito) molto alto.
- Desidera o richiede un'ammirazione eccessiva rispetto al normale o al suo reale valore.
- Ha un forte sentimento dei propri diritti e delle proprie facoltà, è irrealisticamente convinto/a che altri individui/altre situazioni debbano soddisfare le sue aspettative.
- Approfitta del prossimo per raggiungere i propri scopi, e non ne prova rimorso.
- È carente di empatia, non si accorge (non riconosce) o non dà importanza ai sentimenti altrui, non desidera identificarsi con i desideri altrui.
- Prova spesso invidia ed è generalmente convinto/a di essere invidiato/a a sua volta.

- Presenta una modalità affettiva di tipo predatorio (instaura rapporti di forza sbilanciati, con scarso impegno personale, desidera ricevere più di quello che dà, e che altri siano affettivamente coinvolti più di quanto lui/lei lo è).

LA RELAZIONE TRA DISTURBO NARCISISTICO DI PERSONALITÀ E MANIPOLAZIONE RELAZIONALE

Per chi, come me, da anni si occupa di manipolazione relazionale è impressionante rilevare quanti manipolatori affettivi presentano spesso ben più di cinque dei suddetti sintomi che ricorrono in situazioni e relazioni diverse. Malgrado ciò, non si può ancora sostenere con certezza assoluta che tutti i manipolatori affettivi presentano un *disturbo narcisistico della personalità*.

Non tutti ma molti sì, benché secondo i dati riportati dall'APA (American Psychiatric Association) tale disturbo narcisistico è diagnosticabile in circa l'1% della popolazione adulta (i maschi affetti sono più numerosi delle donne, in una quota compresa tra il 50% e il 75%). Esistono tuttavia stime più elevate, che collocano il dato tra il 2% e il 4% e quasi esclusivamente in Paesi capitalistici occidentali, molto probabilmente per le ragioni cui abbiamo accennato nelle pagine precedenti.

Appare dunque ovvio, dal quadro delineato, che intrecciare e mantenere una relazione sana con un narcisista risulta assolutamente impossibile, perché sono persone che non si mettono mai in discussione, rifiutano le critiche, non sono in grado di tenere in considerazione i sentimenti altrui e cercano di mantenere una costante distanza per continuare a sentirsi superiori.

Il DSM (Diagnostic and Statistical Manual of mental disorders) (Manuale Diagnostico e Statistico dei Disturbi Mentali) è uno dei sistemi nosografici per disturbi mentali più utilizzati da medici, psichiatri e psicologi di tutto il mondo, sia nella pratica clinica che nella ricerca. Si tratta della quarta revisione di un lavoro di ricerca da parte dell'American Psychiatric Association che raccoglie attualmente più di 370 disturbi mentali, descrivendoli in base alla prevalenza di determinati sintomi. Attualmente è in fase di lavorazione il DSM V che verrà pubblicato prossimamente.

IL NARCISISMO PERVERSO

Nei casi limite si parla di *narcisismo perverso*, in cui tutte queste caratteristiche risultano esacerbate.

Si tratta di uno dei disturbi più pericolosi in una relazione, poiché per il *narcisista perverso* il fine ultimo è la distruzione dell'altro. Terribile a dirsi ma è proprio così, tant'è che tra i più efferati serial killer della storia la percentuale di narcisisti perversi è elevatissima.

Questi soggetti, profondamente crudeli ed emotivamente vuoti, disumanizzano e oggettualizzano le loro prede trattandole come accessori il cui unico fine consiste nel soddisfare i loro insaziabili bisogni. Inizialmente le attirano ingannandole e vendendo un'immagine di sé illusoria, le corteggiano, le circuiscono, le fanno innamorare perdutamente utilizzando tutti i mezzi a disposizione, *in primis* una fittizia simbiosi emotiva, cerebrale e fisica. Tutto con loro sembra fantastico, la sensazione è quella di aver trovato l'uomo della propria vita e l'entusiasmo e la passione che caratterizzano la nascita di queste relazioni non hanno eguali.

Poi, dopo poche settimane, o qualche mese per le più «fortunate», cambia qualcosa. I narcisisti perversi iniziano la trasformazione diventando freddi e distanti, aggressivi, ipercritici; diradano gli incontri, le telefonate, le attenzioni in generale senza motivazioni di sorta. Semplicemente si annoiano e hanno bisogno di cercare novità. L'esclusiva in un rapporto per loro è inammissibile. Da ogni donna si può prendere qualcosa, infatti, e siccome concepiscono le relazioni solo in un'ottica di sfruttamento non vedono perché privarsi delle ulteriori possibilità nelle quali si imbattono.

A quel punto il soggetto-oggetto, che pensava di vivere con loro un rapporto unico e insostituibile, non ha più valore alcuno e, alla stregua di un giocattolo usato, viene brutalmente accantonato senza spiegazioni. Ovviamente chi vive una situazione del genere, non essendo in grado di comprendere tale reazione che, torno a

Per l'analisi del collegamento tra il **concetto di perversione e quello di narcisismo** consiglio la lettura del saggio di Sandra Filippini, *Relazioni perverse. La violenza psicologica nella coppia*, Franco Angeli, Milano 2005, in particolare alla pp. 29 e ss.

Proprio in queste pagine ho trovato la migliore descrizione in assoluto del narcisista perverso e delle distruttive dinamiche che mette in atto per massacrare le proprie vittime. Un testo da non perdere per chi pensa di avere a che fare con un abusante pericoloso.

sottolineare, il più delle volte non ha giustificazioni apparenti, non se ne capacita e innesca una dinamica che per il *narcisista perverso* rappresenta un invito a nozze. Richieste, lamentele, recriminazioni, accuse da parte della vittima costituiscono per lui l'occasione di esplicitare la sua disumana violenza che si manifesta con aggressioni verbali, ingiurie, umiliazioni, torture psicologiche ma soprattutto con il silenzio.

Individui simili più si sentono pressati più si ritraggono, non al fine di proteggersi bensì di infierire sull'altro. Niente è più crudele del silenzio quando servono risposte e lo sanno bene, ciò nonostante si divertono a osservare chi li ama brancolare nel buio alla ricerca di spiegazioni o chiarimenti senza fare una piega.

Si compiacciono sadicamente nell'osservare il dolore altrui e il senso di impotenza che lo accompagna e se la vittima reagisce con aggressività, obiettivo che cercano di ottenere ogni volta che possono, principalmente per deresponsabilizzarsi, la loro soddisfazione aumenta ulteriormente anche perché hanno, in tal modo, la possibilità di pervertire la realtà, facendo passare per «cattivo» chi subisce.

Sarà facile allora, per la malcapitata, sentirsi accusare di isterismi, aggressività, volgarità che verranno completamente decontestualizzate dalla situazione che la stessa sta vivendo.

Le peculiarità della perversione narcisista

«Vedi, sei fatta così, per questo la storia non avrebbe mai potuto funzionare»; «Io ce l'ho messa tutta ma con te non si può parlare»; «Se solo non fossi sempre stata così aggressiva io mi sarei comportato in maniera diversa»: sono solo alcune delle frasi del vasto repertorio che i narcisisti perversi sciorinano non appena ne hanno l'occasione. In questo risiede la perversione: nell'alterazione della realtà, nella trasformazione del buono in cattivo, materie in cui sono dei professionisti.

Inoltre, anche quando conducono doppie o triple vite, e hanno in corso più relazioni con donne diverse, non chiudono mai definitivamente una storia, lasciando sul percorso strascichi di cuori trafitti ai quali non viene neppure data la possibilità di trovare pace e rassegnazione. Perché loro tornano sempre. Tengono in caldo per un po' le loro vittime, a volte interi mesi se non anni, poi tendono a ripresentarsi sistematicamente laddove sono stati accolti in precedenza; possiedono quel magnetismo incantatore che consente loro di far rivivere momenti di intimità e passione che fanno dimenticare, per un po', il dolore che hanno provocato.

Le conseguenze di questa dinamica possono rivelarsi tragiche per chi la subisce. La malcapitata, infatti, indebolita, confusa, esausta e ferita, si ritrova completamente priva di forze non solo per controbattere ma anche per mantenere lucidità e razionalità. E può così accadere che si ritrovi a pensare che forse ha ragione lui, che forse è sbagliata lei, che se solo fosse stata più attenta alle sue esigenze non si sarebbe ritrovata in quella situazione, che forse non è all'altezza e per questa ragione lui è stato costretto a cercare altro.

Si tratta dei primi sintomi della destrutturazione psichica che, se protratti, nel tempo possono portare a conseguenze fatali per la propria salute. Ma di questo parleremo più approfonditamente oltre.

Per ora dobbiamo cercare di capire come riconoscere questi pericolosissimi vampiri, per tenerli il più alla larga possibile.

I tratti distintivi del narcisista perverso

Come tutti i manipolatori, i *narcisisti perversi* indossano maschere, pertanto individuarli non sempre è facile. Vi sono, tuttavia, degli indicatori ulteriori rispetto a quelli propri del *disturbo narcisistico della personalità*, in presenza dei quali sarebbe bene allertarsi:

- Sono misogini: provano, cioè, una totale avversione nei confronti delle donne e di tutto ciò che le riguarda, pur cercando di celare questa loro peculiarità.
- Hanno un atteggiamento spesso tronfio, superbo, caratterizzato da una certa rigidità nella postura e nei movimenti propria delle personalità schizoidi.
- Sono estremamente concentrati sull'esteriorità propria e altrui e badano molto alla forma.
- Sono attratti da ruoli professionali di potere, denaro, status symbol (spesso sono dei collezionisti).

- Sebbene inizialmente molto generosi, si rifiutano di accontentare anche la più piccola richiesta, che vivono come usurpazione del proprio potere.
- Nella prima fase del rapporto sono estremamente presenti, non solo di persona ma anche con numerosissime telefonate, messaggi, e-mail.
- Tendono a parlare molto di sé e sono poco interessati a quel che riguarda la compagna, se non limitatamente alla primissima fase del rapporto.
- Hanno spesso un rapporto morboso con la propria madre e investono la partner delle problematiche legate alla famiglia d'origine in relazione alle quali sono portati a farsi commiserare.
- Raccontano molto della loro vita passata ma riguardo al presente si ammantano di un'aura di mistero.
- Fanno credere di possedere una forte morale, saldi principi e un fermo apparato valoriale.
- Si irrigidiscono in maniera anomala se criticati anche blandamente.
- Nel rapporto con loro, fin dall'inizio, si percepisce sempre che qualcosa non quadra.

E sarebbe sempre saggio fidarci del nostro istinto, quando lo stesso ci mette in guardia. Malgrado la potente attrazione iniziale che si avverte imbattendosi in queste persone, infatti, subentra, poco dopo, una sorta di disagio a star loro accanto, come un senso di inadeguatezza, ancor prima che mettano in atto le loro manipolazioni distruttive. È una sensazione di cui si prende consapevolezza spesso a posteriori, poiché in un primo momento si tende a ignorarla o a respingerla. Invece, bisognerebbe avere la forza di accoglierla e analizzarla per rendersi conto che probabilmente dietro a tanto apparente splendore si celano notevoli incongruenze.

Le stesse si possono ravvisare in uno sguardo freddo o assente che accompagna parole dolci, in un irrigidimento della postura in risposta a uno slancio affettuoso, in un'immotivata e brusca variazione di tono durante un'amabile conversazione. È importante osservare la comunicazione non verbale di questi soggetti per ricavare indizi importanti che consentano di cogliere le numerose dicotomie che li caratterizzano. Da un'attenta analisi di movimenti, posture, sguardi e mimica facciale è possibile svelare, almeno in parte, la loro inattendibilità e tutelarsi da sofferenza certa.

IL CAMALEONTISMO DEL MANIPOLATORE

Come i camaleonti, tra tutte le specie animali, primeggiano nell'arte del trasformismo e del mimetismo, i manipolatori, tra tutti i rappresentanti del genere umano, si distinguono nella medesima abilità. A seconda, infatti, delle persone nelle quali si imbattono, e che scelgono come vittime, mutano atteggiamenti, comportamenti e azioni con una facilità sconcertante.

Se è vero che ognuno, nella vita quotidiana, assume condotte diversificate e funzionali al raggiungimento degli obiettivi che di volta in volta si prefigge, i manipolatori possiedono un trasformismo naturale e strutturale finalizzato al perseguimento di vantaggi individuali che ne garantiscano la sopravvivenza.

Il mimetismo è il *modus operandi* tipico, una modalità senza la quale non potrebbero esistere e ingannare chi si relaziona con loro poiché sono privi di personalità propria. Vorrebbero averne una ma non possiedono le risorse adeguate; la cambiano all'occorrenza, la costruiscono *ad hoc*, se la inventano e la plasmano accuratamente dopo un oculato studio delle prede che decidono di accalappiare. Operano, innanzitutto, un camuffamento di base, strutturato nella fase della seduzione.

Se di norma all'inizio di un rapporto tutti tendono a dare il meglio di sé, cercando di celare le parti peggiori, il manipolatore, uomo o donna che sia, si inventa modalità relazionali particolarmente accattivanti per poter entrare in simbiosi con le proprie vittime. Romantico, poetico, attento, passionale, devoto, a seconda di chi si troverà di fronte, saprà essere il compagno ideale il cui repertorio di base sarà costituito da esasperazioni degne di una soap opera.

Ma non basta. Per realizzare il progetto fatale che trama, deve individuare le parti sensibili e i punti deboli delle vittime prescelte per colmarli e rendersi, in tal modo, indispensabile. Ciò gli consente di instaurare in tempi rapidi rapporti di dipendenza che favoriscono il mantenimento del controllo integrale sull'altro.

Se, per esempio, nella vita di chi inizia una storia con loro c'è, o c'è stata in passato, deprivazione affettiva da parte di uno dei genitori o di entrambi, il manipolatore si sostituirà alle figure parentali mancanti per colmare una sete d'amore insoddisfatta e bramata. Egli diverrà una guida, una luce, un faro, un profondo pozzo di saggezza in grado di indicare la strada maestra da percorrere insieme; laddove dovessero esserci, sull'iniziale cammino, dei deragliamenti, interverrà magnanimamente per ricondurre l'altra sulla retta via.

Sarà protettivo, accudente, generoso, attento ma anche normativo e severo, come un buon padre, restituendo alla partner che non è stata adeguatamente amata da chi avrebbe dovuto farlo quello che le è venuto a mancare.

Ma non sono soltanto gli uomini ad adottare tale modalità.

Ci sono anche molte donne che esercitano un potere manipolatorio approfittando delle situazioni di maggiore fragilità delle loro vittime come, appunto, quelle di deprivazione affettiva. La donna manipolatrice ha bisogno di percepire il partner più debole per poterlo dominare meglio. Scegliendo uomini prevalentemente fragili, anaffettivi e problematici si adopera per creare in loro un bisogno che determini dipendenza garantendosi così il controllo della relazione.

Ottima ascoltatrice, interventista, accudente, dolce ma all'occorrenza anche rigida, è in grado di sopportare ogni tipo di manchevolezza da parte del compagno ostentando infinita pazienza e tolleranza in nome di un amore gratuito, totalitario e spassionato come quello di una madre per il figlio. L'arma privilegiata è il perdono: qualunque cosa possa dire o fare il manipolato, ci sarà sempre una giustificazione pronta per lui, anche a fronte di atteggiamenti inconcepibili. Quanti più errori verranno dallo stesso commessi e quante più lacune esplicitate, tanto più comprensione e perdono verranno utilizzati dalla manipolatrice come strumenti atti a ingenerare nella vittima senso di colpa e di inadeguatezza, che contribuiranno a farle mantenere il potere necessario per dominare.

Ma i vuoti affettivi non sono gli unici punti deboli nei quali il narcisismo si insinua. Sono diffuse anche, come abbiamo già visto, problematiche di insicurezza e mancanza di autostima che riguardano, indistintamente, uomini e donne. In tal caso il manipolatore, dell'uno o dell'altro sesso, userà come leva l'adulazione e l'approvazione che inebrieranno la vittima con la meravigliosa e sconosciuta sensazione di essere accettata e considerata.

A chi si è sempre sentito, a torto o ragione, poco piacente fisicamente o caratterialmente non parrà vero di poter contare su gratificazioni e complimenti mai ricevuti, a maggior ragione se provenienti da soggetti il più delle volte affascinanti e carismatici. Il manipolatore diverrà, quindi, un abile adulatore concentrato sulla valorizzazione dell'immagine di quella, o quello, che farà sentire un'icona irresistibile e sensuale. La vittima verrà portata in giro e ostentata come un trofeo, sarà valorizzata in ogni situazione; assumerà particolare rilievo, in questo caso, la dimensione sessuale, che sarà vissuta con particolare partecipazione e passione sì da raggiungere livelli di intensità che la porteranno a sentirsi unica e insostituibile. La sfera sessuale è, infatti, molto spesso un campo di conquista privilegiato per i manipolatori, nel quale si rivela più facile affermare con forza, dolcezza, o entrambe, il proprio dominio.

Se le insicurezze di chi entra in contatto con lui dovessero riguardare, invece, la sfera intellettiva e/o culturale, il manipolatore indosserà la maschera del precettore pronto a istruire e far progredire chi, in poco tempo, non potrà fare a meno di farsi sommergere da fiumi di parole, racconti e narrazioni che andranno ad arricchire un bagaglio di nozioni e conoscenze fino ad allora ritenute insufficienti.

Ma i punti deboli non sono presenti esclusivamente nelle persone fragili e insicure. Anche le donne caratterialmente molto forti, per esempio, possono diventare vittime di manipolazione. Una tipologia in particolare è costituita da quelle che, avendo sempre faticato a trovare un compagno del loro calibro, poiché destinate inevitabilmente a sopraffarlo, si imbattono nel «macho sciovinista», nell'uomo che non deve chiedere mai e che le tratta con distacco. A quest'ultime non parrà vero di aver incontrato un compagno che possa tener loro testa senza assecondarle incessantemente. Il loro personale manipolatore le saprà domare dosando forza e dolcezza, alternando attenzione a silenzi, e le terrà sempre su di giri neutralizzando la noia profonda che aveva caratterizzato la loro esistenza fino a quel momento.

Un giorno saranno regine e il giorno dopo geishe alla mercé totale del loro sultano, che diverrà in men che non si dica un essere eccezionale da idolatrare. La gratitudine nei confronti dell'«unico che sia stato in grado di capirle» si manifesterà con una totale abnegazione ai suoi voleri, e sarà ancora una volta nel campo sessuale che il rapporto di dipendenza diventerà sempre più forte.

Abbiamo citato solo alcuni esempi, i più tipici, ma sono infinite le maschere che i manipolatori possono indossare nella fase della conquista; l'abilità camaleontica che possiedono di natura consente loro di penetrare perfettamente nelle esigenze manifestate dalle proprie vittime, anche se le stesse non sempre sono chiaramente esplicitate.

Il fiuto dei manipolatori

Come fanno allora questi soggetti a individuarle?

Attraverso un impareggiabile fiuto che va a compensare la loro mancanza integrale di intelligenza emotiva, che consiste nella capacità di riconoscere, valutare e gestire in modo consapevole le proprie e altrui emozioni. A tale lacuna sopperiscono, invero, con una forte intelligenza istintiva, che può richiamare quella animale e sfugge ai parametri convenzionali della logica razionale.

Costoro «sentono» le persone, sono attenti osservatori, sanno ascoltare le vibrazioni altrui ma senza empatizzare con le stesse.

Sono abili nel carpire i punti di forza e di debolezza delle loro prede e strutturano, attraverso la registrazione e l'immagazzinamento di tutte le informazioni che possono tornar loro utili, strategie e piani d'azione finalizzati alla distruzione psicologica di chi capita loro tra le mani. Va poi considerato che, quando colpiscono carenze e sentimenti altrui, attivano dinamiche ancestrali che toccano le corde più profonde dell'anima.

È principalmente questa la ragione per la quale staccarsi da loro, una volta che la relazione è iniziata, costituisce un'impresa sovrumana anche quando i livelli di maltrattamento rasentano l'insopportabile.

La sensazione che ingenerano è quella di una fusione ineluttabile, di una simbiosi fetale che non sarà mai più replicabile nella vita.

L'altro diviene una parte di sé, inglobata e interiorizzata, staccarsi dalla quale sarebbe inconcepibile. La dipendenza che creano offre un senso di protezione, riparo e sicurezza che diviene, in poco tempo, categoricamente irrinunciabile.

È questo l'incantesimo che riescono a compiere e che fa sì che vengano percepiti come unici e insostituibili qualunque cosa facciano. Posto che tutti, potenzialmente, potremmo diventare vittime di un manipolatore, poiché tutti abbiamo fragilità sfruttando le quali si insediano, è necessario acquisire la consapevolezza della loro immensa pericolosità.

I tratti distintivi dei manipolatori relazionali

Riconoscere un manipolatore non è facile.

Chiunque potrebbe potenzialmente esserlo e non vi sono peculiarità fisiche o comportamentali che consentano un riconoscimento certo. Il fatto, poi, che indossino delle maschere offrendo un'immagine di sé che non corrisponde al vero ne complica oltremodo l'individuazione. Non occorre necessariamente essere enigmatici e inafferrabili per destare sospetti. Anche chi apparentemente sembra semplice, cortese e dai modi gentili potrebbe rivelarsi un individuo pericoloso sotto il profilo relazionale. Sfoggiare buone maniere non sempre significa essere delle brave persone. Forse questa è una delle trappole nelle quali si tende più facilmente a cadere.

Si attribuiscono alle persone garbate ed educate qualità e virtù che potrebbero non esser loro mai appartenute. Lo stesso accade con le professioni: vi sono alcune attività che si pensa debbano essere espletate inevitabilmente da donne e uomini nei quali porre fiducia incondizionatamente. Ma si tratta di retaggi. Ci hanno insegnato a fidarci delle forze dell'ordine perché le stesse sono preposte alla nostra tutela; dei medici perché si occupano della nostra salute; dei magistrati e degli avvocati perché dovrebbero avere a cuore la nostra salvaguardia, e via dicendo.

Ma nessuno può sapere chi si cela veramente dietro a quella che è solamente una professione. Spesso sono i nostri convincimenti aprioristici che ci portano a sbagliare valutazioni tanto più scorrette quanto più stabilite sulla base di preconcetti e credenze.

Il pericolo può celarsi ovunque e in chiunque presentandosi con modalità che nulla hanno a che vedere con quelle che vengono ordinariamente attribuite alle persone malvagie.

Ciò nonostante, gli esperti in materia hanno cercato di identificare indicatori utili a riconoscere la tipica personalità manipolatrice al di là dei tratti distintivi del disturbo di personalità narcisista.

La terapeuta comportamentalista francese Isabelle Nazare-Aga ha identificato una serie di peculiarità tipiche del manipolatore relazionale che riassumono in maniera efficacissima il suo temperamento:

1. Colpevolizza gli altri in nome del legame familiare, dell'amicizia, dell'amore, della coscienza professionale ecc.
2. Trasferisce la propria responsabilità sugli altri o si dimette dalle proprie responsabilità.
3. Non comunica chiaramente le proprie richieste, esigenze, sentimenti e opinioni.
4. Risponde molto spesso in modo vago.

5. Cambia opinione, comportamento, sentimento a seconda delle persone o delle situazioni.
6. Invoca ragioni logiche per dissimulare le proprie richieste.
7. Fa credere agli altri che devono essere perfetti, che non devono mai cambiare idea, che devono sapere tutto e rispondere immediatamente alle richieste e alle domande.
8. Mette in dubbio le qualità, la competenza, la personalità degli altri: critica senza darlo a vedere, umilia e giudica.
9. Comunica i propri messaggi tramite altre persone o attraverso intermediari.
10. Semina la zizzania e crea sospetti, divide per regnare meglio e può provocare la rottura di una coppia.
11. È capace di fare la vittima per farsi commiserare.
12. Ignora le richieste (anche se dice di prenderle in considerazione).
13. Usa i principi morali degli altri per assecondare i propri bisogni.
14. Minaccia in modo velato o ricatta apertamente.
15. Cambia improvvisamente discorso durante una conversazione.
16. Cerca di evitare o di allontanarsi da un appuntamento o da una riunione.
17. Scommette sull'ignoranza degli altri e fa credere alla propria superiorità.
18. Mente.
19. Predica il falso per sapere il vero.
20. È egocentrico.
21. Può essere geloso, anche se è un genitore o un familiare.
22. Non sopporta le critiche e nega le evidenze.
23. Non tiene conto dei diritti, delle esigenze e dei desideri degli altri.
24. Aspetta molto spesso l'ultimo momento per esprimere pretese, dare ordini, o far fare qualcosa agli altri.
25. I suoi discorsi sembrano logici e coerenti mentre i suoi atteggiamenti, le sue azioni o il suo stile di vita rispondono allo schema contrario.
26. Si serve dei complimenti per piacerci, fa regali o ci riempie di premure.
27. Produce uno stato di disagio o un senso di mancanza di libertà (trappola).
28. È perfettamente efficiente per raggiungere i propri obiettivi a spese altrui.
29. Ci fa fare cose che probabilmente non avremmo fatto di nostra spontanea volontà.
30. È costantemente oggetto di discussione tra le persone che lo conoscono, anche se non è presente.

Per approfondire le caratteristiche del **manipolatore relazionale**, si può consultare il saggio di Isabelle Nazare-Aga da cui è tratto l'elenco nella pagina precedente, *L'arte di non lasciarsi manipolare. Guida pratica*, Edizioni Paoline, Milano 2000.

Un saggio che fornisce strumenti utili a riconoscere le varie maschere indossate dai manipolatori relazionali insegnando al contempo a contromanipolare.

In presenza di almeno dieci di queste caratteristiche si ha di fronte un manipolatore relazionale, e più aumentano gli indicatori più il livello di pericolosità del soggetto sale.

Ogni volta in cui ho sottoposto questo test di autovalutazione ai miei corsisti ho constatato che ognuno aveva modo di riconoscersi, o riconoscere qualcun altro, in ben più di dieci punti, il che la dice lunga sul livello di diffusione di questo tipo di personalità. Si può rilevare inoltre, da un'attenta analisi degli indicatori segnalati, che circa la metà potrebbe potenzialmente riguardare soggetti dal temperamento mite e insospettabile che, per le ragioni sopra esposte, risultano più difficilmente identificabili.

Il caso di Cristina: l'ex donna zerbino

Racconta Cristina, 43 anni, architetto:

Conobbi L. in una galleria d'arte. La sua aria da cucciolo smarrito e privo di punti di riferimento mi aveva stretto il cuore in una morsa.

Ricordo che si guardava intorno, tra quelle magnifiche opere, quasi come fosse impaurito e quando si rivolse a me per chiedermi se sapessi a che ora chiudesse il parcheggio antistante mi sentii invadere da un'ondata di tenerezza. Aveva occhi di un azzurro mare languidi e profondi, i capelli biondi ricci e scomposti su un viso paffuto e privo di rughe: mi ricordava il putto cresciuto di uno dei quadri che ci circondavano.

Gli risposi cortesemente e decisi di uscire con lui per accompagnarlo all'auto, considerato che anche per me iniziava a farsi tardi. In realtà non avevo grandi impegni, mi ero separata da poco dal mio ennesimo compagno e stavo cercando di riabituarmi ai ritmi da donna single cercando di autodisciplinarmi un po'. Fu così che accettai di buon grado la sua inaspettata proposta di mangiare una pizza insieme e trascorsi una serata piacevolissima, come non ne ricordavo da parecchio tempo.

L. era di una dolcezza e sensibilità disarmanti: attento ascoltatore, comunicatore empatico e coinvolgente, era molto diverso dagli uomini che avevo incontrato fino ad allora. Fu così che iniziammo a frequentarci assiduamente sin da subito. Lui mi cercava infatti in continuazione e mi riempiva di gentilezze e premure che facevano aumentare il mio desiderio di stargli vicino. Ci vedevamo tre-quattro volte la settimana e quando non ci riuscivamo, a causa dei rispettivi impegni lavorativi, trascorrevamo ore intere al telefono o a scriverci. In poche settimane mi aveva messa al corrente di tutta la sua vita. Benché mio coetaneo, non era ancora riuscito a portare a termine una relazione sentimentale, perché le donne incontrate prima, a sua detta, non erano in grado di comprenderlo. I suoi genitori, la madre in particolar modo, erano a stento presenti, e sosteneva di avere tanto amore da dare poiché ne aveva ricevuto poco.

Le donne vogliono un compagno che le maltratti, continuava a ripetermi, e quando ne incontrano uno generoso, premuroso e gentile si annoiano subito e in breve lo tradiscono con chi le farà soffrire. Forse ha ragione lui, pensavo, in fondo anche il mio passato sentimentale era costellato di una serie di fallimenti collegati alla medesima tipologia di uomo individualista e anaffettivo che però mi riduceva puntualmente a uno zerbino. Ecco perché in quel momento riuscivo ad apprezzare una persona così diversa. Un uomo vero, pulito, puro. Ero felice di averlo incontrato e mi sembrava il giusto premio dopo tanti anni di dolore. Fare l'amore con lui era molto bello, mi riempiva di coccole e tenerezze infinite che mi facevano sentire accudita e protetta come non mai.

Dopo un po' di tempo, però, L. cominciò a rinforzare in maniera fastidiosa le sue premure nei miei confronti, arrivando addirittura a lamentarsi del giorno della settimana che ero solita dedicare alle mie amiche di vecchia data. Riteneva fosse una serata inutilmente sottratta alla possibilità di trascorrere ulteriore tempo insieme, e quando provavo a replicare con dolcezza che di tempo insieme ne trascorrevamo già molto mi guardava con occhi da cane bastonato; con la voce spezzata dal pianto, mi ricordava quanto vuoto emotivo e solitudine avesse vissuto prima di incontrare me. Prima di conoscerlo ero solita frequentare una palestra un paio di volte la settimana e anche riguardo allo sport aveva da ridire poiché, a suo parere, non avevo alcun bisogno di tenermi in forma, anzi iniziava a temere che potesse trattarsi di un mio pretesto per evitarlo.

Questi atteggiamenti soffocanti andarono aumentando a livello esponenziale finché non raggiunsero il parossismo in occasione di una festa insieme a casa di amici comuni. Là avevo ritrovato casualmente degli ex compagni di università e mi ero appartata un attimo con loro a rievocare i tempi passati. Mi fa ancora male ripensare alla reazione di L. quando mi vide ridere e scherzare con quei ragazzi. Accovacciato su una poltrona, fissava il vuoto bevendo compulsivamente drink a base di Campari uno via l'altro, con tutti i muscoli del viso che gli tremavano. Uno spettacolo veramente imbarazzante che avrebbe fatto sentire in colpa chiunque. Mi avvicinai a lui dispiaciutissima e in mezzo a tutti, senza il minimo ritegno, esplose in un pianto dirotto accusandomi di essere un mostro inaffidabile. Urlava di avermi riempita di amore e attenzioni per nulla, di avermi dato tutto in cambio di niente. Avrei voluto sprofondare e contavo molto sul fatto che, dato il visibile stato di ebrezza, i presenti sarebbero stati comprensivi, ma dentro di me qualcosa si era irreversibilmente spezzato. Capii che a L. non sarebbe mai bastato quello che avevo da dargli perché il suo vuoto era assolutamente incolmabile. E fu così che, con immenso dispiacere, decisi di prendere le distanze da lui: non avrei mai potuto essere felice nemmeno con l'opposto esatto di tutti gli uomini con i quali mi ero relazionata fino ad allora.

Analisi del caso

Ci ritroviamo, in questo caso, di fronte a una tipologia più subdola di manipolatore, poiché l'individuazione ne risulta molto difficoltosa non solo nella fase di seduzione ma anche successivamente.

L. si presentava come una persona dolce, attenta e sensibile che non si limitava a recitare un ruolo, ma utilizzava il proprio modo d'essere per tenere legata a sé, attraverso il ricatto morale, la propria donna. Riempiendo quest'ultima di premure e coccole, infatti, mirava a ottenere una devozione assoluta che non poteva tollerare distrazioni da sé.

L. era abilmente riuscito a inserirsi nella parte più vulnerabile di Cristina, che aveva subito varie rotture di relazioni a causa della distanza emotiva degli uomini che incontrava. Ogni interesse di Cristina che non lo riguardasse direttamente non poteva dunque essere contemplato, poiché dal proprio punto di vista L. era andato a riempire i suoi vuoti affettivi e si aspettava che anche per lei fosse altrettanto. Ma questo non è amore. È possesso, e la manipolazione è ravvisabile nel tentativo di isolare la vittima per farle vivere un'esistenza che non contempli nient'altro al di fuori della coppia.

La leva principalmente utilizzata è, in questo caso, il senso di colpa che, nelle intenzioni di chi vuole sfruttare la situazione, dovrebbe indurre chi lo subisce ad allontanare chiunque possa attentare alla dipendenza psicologica delle due parti in causa. Piagnistei, vittimismo e lamentele rappresentano dunque gli strumenti tipici di questo genere di manipolatore che, ogni volta in cui le cose non andranno come lui si aspetta, proverà a destare compassione e pietà nella sua vittima per indurla a fornire sempre più garanzie e rassicurazioni. Un vero e proprio incubo, insomma, dal quale uscire può rivelarsi ancora più difficile che in altre situazioni poiché siamo abituati a pensare che chi è premuroso, gentile e cordiale non possa essere pericoloso.

ASCOLTARE I CAMPANELLI DI ALLARME

Come capire, dunque, quando è scattato il campanello di allarme?

Tutti possediamo un sistema di allarme integrato che si aziona di fronte alle situazioni di pericolo e aiuta a proteggerci e metterci in salvo.

Vi sono, tuttavia, momenti in cui questo dispositivo per varie ragioni si inceppa, impedendo di prestare un ascolto attento al proprio istinto che, come ho già avuto modo di dire, raramente sbaglia.

Purtroppo, tra i nostri meccanismi di difesa rientra la tendenza a far corrispondere quello che non ci quadra, soprattutto quando stiamo vivendo situazioni che ci fanno stare bene e si prestano ad alimentarci illusioni.

È quel che avviene, per esempio, nella fase dell'innamoramento, paragonabile, sotto certi versi, a uno stato patologico.

Se infatti la maggior parte degli stati di alterazione psichica prevede una percezione alterata della realtà, si può dire che altrettanto avviene, il più delle volte, nella fase dell'innamoramento, durante la quale si verifica una visione adulterata di quanto accade accompagnata spesso dalla modificazione della propria personalità. Questo implica un inevitabile abbassamento delle soglie di guardia che ordinariamente ci consentono di avvertire a livello istintivo i pericoli e ci rendono vulnerabili alle dinamiche pericolose come lo sono, appunto, quelle manipolatorie. E così può accadere che si proiettino sulla persona che ci attrae aspettative di serenità e felicità che magari non possono essere appagate.

Con ciò non intendo demonizzare questo stato di grazia meraviglioso, che tutti noi inseguiamo e che si può realizzare pochissime volte nella vita. Solo che è proprio in quel momento di particolare vulnerabilità che aumentano i rischi di cadere vittima di chi vuole approfittare di noi.

Pertanto, occhi bene aperti e sensi allertati dal principio, perché la fiducia è preziosa e non può essere regalata subito a chiunque si incroci sul nostro cammino e colpisca il nostro spirito.

La fiducia dovrebbe essere il frutto di un percorso a due, durante il quale viene reciprocamente sondato il grado di attendibilità che consente di affidarsi senza riserve l'uno all'altro. Quando ci si innamora si dà e si pretende subito, in nome dell'illusione che il compagno corrisponda perfettamente alle nostre esigenze e alle nostre aspettative. Ma questa è la strada più breve per la delusione, poiché quando si scopre che l'uomo, o la donna, dei nostri sogni non corrisponde all'ideale che ci eravamo costruiti, il sogno crolla miseramente e i danni possono essere incommensurabili.

Ma non è solo l'innamoramento a determinare un abbassamento delle soglie di attenzione. A volte si tratta di condizionamenti infantili, regole sociali implicite, ruoli culturali di genere che assegnano determinati comportamenti stereotipati. La gentilezza, la tolleranza, la pazienza sono tutte doti che le donne perbene dovrebbero possedere per definirsi tali.

Ci è stato insegnato sin da bambine a sopportare senza lamentarci, ad aspettare pazientemente e a posticipare la soddisfazione di bisogni e desideri. Ecco perché a molte di noi appare normale relazionarsi con uomini assenti o problematici: perché abbiamo appreso modalità che nelle relazioni a due sono destinate a rivelarsi assolutamente disfunzionali e che si riassumono perlopiù nell'illusoria convinzione che possano aver luogo cambiamenti e trasformazioni di situazioni che non sempre e non necessariamente possono mutare.

Altra importante ragione per la quale decidiamo di eludere il nostro personale sistema di allarme consiste nella paura di restare da soli, comune a moltissimi di noi. Saper vivere con se stessi senza un partner che accompagni il nostro cammino, ci dia forza e motivazione e ci supporti non è una competenza di tutti. Basta guardarsi intorno per realizzare quante coppie tristi e insoddisfatte ci sono. Eppure restano insieme, non si lasciano, magari si ignorano deliberatamente o litigano dalla mattina alla sera. Ma rimangono lì, terrorizzate all'idea di una rottura che possa portarle a stare meglio e a riappropriarsi di un po' di equilibrio e serenità. Che la resistenza al cambiamento sia per l'essere umano una delle più dure a morire è cosa nota, ma sconcerta sempre assistere al perdurare nel tempo di situazioni critiche e dolorose pur di non rischiare qualcosa di nuovo che potrebbe condurre a netti miglioramenti esistenziali.

In questi casi di relazioni frustranti e insoddisfacenti il sistema di allarme risulta addirittura anestetizzato. Si cerca di negare l'esistenza di un problema o di minimizzarlo, concentrandosi solo ed esclusivamente sui pochi aspetti positivi che caratterizzano la relazione. Ma mentire a se stessi, come abbiamo visto, può diventare molto pericoloso e rappresenta un autoinganno che rischia di determinare conseguenze estremamente gravi. Ignorare i primi segnali che percepiamo e ci mettono all'erta è sempre sbagliato. Quando iniziamo, dunque, a sentire che qualcosa non va cerchiamo di assecondare e seguire il nostro istinto, pur consapevoli che lo stesso potrebbe rivelarci sorprese poco piacevoli.

È, infatti, decisamente meglio realizzare rapidamente con chi si ha a che fare piuttosto che scoprirlo molto tempo dopo a seguito di sofferenze atroci. Intervenendo subito, infatti, il dolore sarà senz'altro intenso ma avrà una durata minore; procrastinare in questo campo può voler dire, in molti casi, rovinarsi il resto dell'esistenza.

IL MANIPOLATORE E LA COMUNICAZIONE

Da una lettura attenta dei tratti distintivi precedentemente esposti possiamo notare che buona parte degli stessi attiene alla sfera comunicativa, uno degli aspetti più delicati della vita relazionale.

Comunicare è fondamentale in un rapporto e buona parte dei problemi deriva proprio dall'incapacità delle persone di farlo in maniera efficace. Stereotipi, pregiudizi, incomprensioni e fraintendimenti sono solo alcuni degli elementi che ostacolano una comunicazione adeguata, la quale richiede inoltre un'abilità sempre più rara: saper ascoltare, non solo attraverso l'udito ma anche con il cuore.

Se già in situazioni ordinarie è difficile che accada, diviene del tutto impossibile quando ci si rapporta con i manipolatori, per i quali la comunicazione altro non è che uno strumento per soggiogare gli altri creando insicurezza e confusione. È naturale che in una relazione si aspiri a una comunicazione vera e intima, e loro lo sanno bene; per questa ragione la negano con le strategie più subdole: menzogna, aggressività, ambiguità, contraddittorietà e silenzio. E più le vittime si prodigano a cercare il dialogo e il confronto più loro si ritraggono astiosi facendole sentire in colpa e inadeguate.

Riconoscere le principali modalità comunicative dei manipolatori e le tecniche che utilizzano per creare insicurezza è di fondamentale importanza per non cadere nella trappola dell'ostinazione. Comunicare efficacemente con loro si rivela, infatti, assolutamente impossibile e prima lo si capisce meglio è.

IL MANIPOLATORE E LA MENZOGNA

Occorre innanzitutto partire dal presupposto che i manipolatori mentono sempre e che la loro menzogna può essere espressa in vari modi.

Chi mente inganna deliberatamente e lo può fare attraverso:

- La *falsificazione* (vengono inviate all'interlocutore informazioni intenzionalmente ingannevoli).
- Il *mascheramento* (vengono fornite all'interlocutore informazioni false per nascondergli quelle vere).
- L'*occultamento* (vengono nascoste informazioni rilevanti e ne vengono fornite di vere ma divergenti o secondarie per indurre l'interlocutore ad accettare false credenze).
- L'*omissione* (non vengono fornite informazioni essenziali per gli scopi dell'interlocutore).

In particolare, l'*occultamento* e l'*omissione*, che rientrano tra le modalità di comunicazione menzognera preferite dai manipolatori, sono di difficilissima individuazione, anche se molti di coloro che vi ricorrono si caratterizzano per l'aura di mistero della quale si ammantano.

Entrando in contatto con questi dissimulatori, la sensazione ricorrente sarà quella di una conoscenza sommaria della loro vita, anche laddove dovessero essersi profusi in confidenze personali, dinamica che si verifica soprattutto nella fase della seduzione. Risulteranno perennemente sfuggenti, ci sarà sempre una vaghezza di fondo che darà l'impressione a chi li affianca di relazionarsi con persone incredibilmente attraenti. Il mistero è, infatti, accattivante, affascina, trasmette l'idea di celare dolci segreti e si presta bene all'idealizzazione, poiché quel che non si conosce attrae. Ma dietro all'ambiguità che lo accompagna raramente si nascondono incognite piacevoli; anzi, capita più spesso il contrario. E così, se si andasse a indagare dietro a quella cortina di fumo afrodisiaco dei manipolatori, che poi costituisce un'ulteriore maschera che fa da schermo, ne ostacola l'identificazione e che amano chiamare *riservatezza*, si scoprirebbe quasi sicuramente l'esistenza di una doppia vita.

Quest'ultima si potrebbe poi palesare nella presenza di un altro, o più, partner, di figli non dichiarati, di dipendenze, malattie o vertenze legali accuratamente tenute nascoste al fine di strutturare un rapporto fondato principalmente sull'ipocrisia. La menzogna, in questo modo, diviene il linguaggio ordinario da impiegare quotidianamente. Sfuggire a un dialogo aperto e sincero con il partner serve al manipolatore per mantenere il controllo della relazione, poiché nella menzogna la comunione tra due persone è inibita.

Predicare il falso per sapere il vero

Esiste poi un'altra situazione tipica in cui i manipolatori ricorrono alla menzogna: quando hanno dubbi riguardo a qualcosa e allora dichiarano il falso per conoscere la verità.

Ricordo di un'insegnante che mi raccontava di aver ricevuto telefonate sul posto di lavoro dal suo compagno che operava in polizia e che le faceva così credere di controllarne gli spostamenti attraverso delle microspie inserite nel suo cellulare. Era letteralmente terrorizzata da questa situazione poiché lui, a sua detta, individuava con precisione i luoghi in cui lei si andava ad appartare per parlargli. Ogni scuola ha spazi ben definiti e non ci voleva necessariamente una microspia per intercettare i rumori circostanti: se la voce era più ovattata la donna si trovava probabilmente in un posto riparato; se intorno si sentivano urla di bambini il luogo più probabile sarebbe stato il cortile antistante.

Ma lui era stato talmente abile nel suggestionarla che la poveretta temeva veramente di essere controllata con strumenti investigativi.

Va da sé che quando lui voleva verificare se lei mentisse bluffava indicandole un luogo per un altro e così la donna, compiaciuta di averlo colto in fallo, smentiva correggendolo.

Mentire dicendo la verità

Tuttavia, non è necessario ricorrere al falso o dissimulare per mentire, poiché lo si può fare anche dicendo la verità; persino in questo campo, il manipolatore è un vero e proprio esperto. Egli ricorre infatti di frequente a:

- *Insinuazioni* attraverso le quali conduce l'interlocutore a valutazioni negative riguardo a qualcun altro (per esempio: «Mi sorprende molto che tua madre abbia insistito tanto con me per farci trascorrere il week-end in montagna da lei sapendo che hai appena avuto l'influenza e non stai ancora bene»).
- *Allusioni* attraverso le quali fa riferimento a qualche conoscenza dell'interlocutore, senza tuttavia nominarla («C'è chi non si preoccupa del tuo stato di salute nella tua famiglia, data la richiesta che mi è appena stata fatta»).

- *Mezze verità* con le quali accenna solo ai fatti, lasciando che il destinatario tragga le conclusioni («Bella richiesta mi ha fatto oggi tua madre per telefono. Falle i complimenti da parte mia»).
- *Esagerazioni* con le quali la verità non viene negata, ma distorta e fuorviata («Pur sapendo che hai ancora la febbre alta e non vai a lavorare da due settimane, tua madre mi ha chiamato tre volte in ufficio insistendo per farsi raggiungere questo fine settimana: è una grande egoista, come del resto lo era tuo padre»).

GLI STILI COMUNICATIVI TIPICI DELLA COMUNICAZIONE MENZOGNERA

Nella comunicazione menzognera manca un elenco attendibile di segnali fissi, distintivi e universali che ne favoriscano il riconoscimento, anche se si riscontra una serie di stili comunicativi che compaiono con una certa assiduità:

1. *Dire per non dire*, che si caratterizza per il ricorso a:
   - *Ambiguità* (chi mente ricorre spesso alla vaghezza evitando di esporsi troppo ed essere accusato di menzogna sfacciata nel caso dovesse essere scoperto).
   - *Prolissità* (le frasi sono lunghe, complesse e povere di contenuti concreti per diluire e rendere meno identificabili le informazioni false).
2. *Esimersi dal dire*, che si caratterizza per il ricorso a:
   - *Assertività* (lo stile relazionale che consente di difendere con serenità e senza ansia il proprio punto di vista e i propri diritti senza ignorare quelli altrui e che viene a costituire, in questo caso, un dispositivo psicologico finalizzato a rendere credibile il discorso menzognero).
   - *Evitamento ellittico* (le frasi sono brevi, con pause lunghe e vocalizzi; vengono utilizzate forme reticenti finalizzate a comunicare il minimo indispensabile per non cadere in contraddizione e non svelarsi troppo).
3. *Si dice che*, che si caratterizza per il ricorso a:
   - *Impersonalizzazione del discorso* (chi mente evita tassativamente di parlare in prima persona e fa continuo

riferimento a forme impersonali o a terze persone, sempre nell'ottica di una deresponsabilizzazione nel caso la menzogna dovesse essere scoperta).

Vale la regola base della presenza di un'incongruenza tra i contenuti di un discorso e il linguaggio del corpo.

Chi mente tendenzialmente dovrebbe essere nervoso e azionare comportamenti che evidenziano una certa tensione, ma ciò non vale certo per tutti quei manipolatori che hanno appreso l'arte del controllo gestuale per rendersi credibili. Sguardo distolto dall'interlocutore, irrequietezza, scatti improvvisi, postura particolarmente rigida ritengo possano considerarsi meri indicatori che vanno contestualizzati di volta in volta e che, per essere correttamente interpretati, richiederebbero una profonda conoscenza del soggetto che mente.

Ancora una volta vale qui l'istinto: a fronte di una significativa sensazione di incongruenza ponetevi e ponete domande, approfondite, senza paura di poter scoprire verità poco piacevoli. Meglio prima che dopo.

P. Ekman è riconosciuto come uno dei massimi esperti sulla **comunicazione menzognera**. Rimando alla lettura dei suoi testi *I volti della menzogna* e *Giù la maschera*, scritto con W. Friesen, pubblicati entrambi da Giunti nel 2007 e 2009.

Dalla lettura di questi saggi si evince chiaramente l'importanza della comunicazione non verbale più immediata e spontanea rispetto a quella verbale. Imparando a osservare attentamente le persone si può arrivare a riconoscerne le emozioni.

La comunicazione aggressiva

La comunicazione aggressiva, tipica dei manipolatori, è caratterizzata dalla pretesa di avere sempre ragione.

Contraddirli è impossibile; quando sostengono le proprie idee e fanno valere i propri principi utilizzano modalità prepotenti e prevaricatrici. Più che parlare pontificano e lo fanno su tutto. Affrontano con nonchalance argomenti e tematiche a loro ignote con la sicurezza di esperti del settore, e tengono molto all'approvazione altrui. Se non la conseguono spontaneamente si adirano oppure insistono indefessi per far valere le proprie argomentazioni anche quando queste sono completamente prive di fondamento. Non contemplano minimamente la possibilità di poter mettere in discussione le proprie idee e non concepiscono il confronto.

Qualora siano costretti ad affrontarlo, assecondano solo se possono ricavarne un tornaconto, in caso contrario si arroccano sulle proprie posizioni e insistono allo sfinimento per imporle ai loro interlocutori.

Per di più, un'altra peculiarità che contraddistingue la loro modalità comunicativa consiste nella critica sistematica finalizzata a svalutare e umiliare chi la subisce.

Ci troviamo nella fase successiva a quella della seduzione, quando si iniziano a scoprire le carte in tavola e affiora la vera personalità del manipolatore. Attraverso la critica metodica inizia la fase di indebolimento e destrutturazione dei soggetti manipolati. Essa viene usata come mezzo per denigrare, svalutare e umiliare sia in privato che in pubblico.

Dopo un periodo di adorazione e valorizzazione si assiste a un fenomeno al quale dapprincipio non si riesce a credere. Tutto quello che sembrava conquistato e acquisito viene polverizzato in pochi istanti da una serie di attacchi costanti alla propria integrità.

L'umiliazione

Non importa quali punti vengano toccati, ciò che conta è che improvvisamente, dai complimenti e dalle adulazioni, si verifica un passaggio repentino all'umiliazione, in tantissimi modi:

- Un appunto sgarbato sul proprio modo di vestire o sulla fisicità.
- Una battuta sarcastica sulle proprie inadeguatezze o incapacità.
- Una risata sardonica riguardo a qualcosa che si è detto o fatto.
- Uno sguardo derisorio in una circostanza importante.
- Una frase pungente che rovina un momento idilliaco.
- La banalizzazione e lo sminuimento di qualcosa di significativo per il partner.

Per loro la prima e fondamentale regola è umiliare, con qualsiasi mezzo, così da sentirsi superiori e più forti.

Anche il silenzio, al quale ricorrono spesso per spiazzare l'interlocutore, diviene uno strumento utile per mortificare chi lo subisce. Basta porre loro domande cui non intendono rispondere che si chiudono a riccio, praticando quello che tecnicamente viene definito «ascolto avverso» e che consiste nel fare altro o guardarsi intorno mentre si sta parlando con loro.

Allora si inizia a insistere, si pretende di essere ascoltati, si richiede attenzione perché non ci si sente considerati, ma più ci si incaponisce peggio è.

Come un bambino dispettoso, il manipolatore tenderà a disattendere qualsiasi richiesta e aspettativa, consapevole del fatto che in tal modo potrà mantenere il controllo della relazione. Laddove poi dovesse degnarsi, in via del tutto eccezionale, di prestare ascolto, eviterebbe comunque tassativamente di comunicare con chiarezza le proprie opinioni, i propri sentimenti o le proprie esigenze rispondendo sempre in maniera confusa e mettendo l'altro nella condizione di doversi sentire in colpa per non essere riuscito a farlo esprimere adeguatamente.

In ogni caso, l'intento dei manipolatori relazionali è esclusivamente quello di ferire la propria partner alimentandole dubbi su se stessa al fine di poterla dominare, ricorrendo molto spesso anche alla minaccia velata o al ricatto.

Quando si accorgono di avere come antagonista qualcuno in grado di tener loro testa, lo intimidiscono. Che lo facciano esplicitamente o implicitamente attraverso la minaccia o il ricatto, cercano di smontare una a una le certezze di chi tenta di controbattere o difendersi. Anche in questo caso, naturalmente, cercheranno di scoprire punti deboli sui quali infierire e, una volta individuati, procederanno a un lento abbattimento psicologico dell'avversario. Tenderanno a far leva in particolare sul sentimento d'amore o dipendenza del rapporto e faranno allora capire che potrebbero andarsene, abbandonare, sparire o trovare di meglio minando ancora una volta le sicurezze di chi si sente loro legato. Questa aggressività si palesa in maniera violenta soprattutto quando si sentono contraddetti o criticati, poiché percepiscono una perdita di controllo che li rende oltremodo pericolosi.

Del resto, di fronte alla minaccia di abbandono la vittima tenderà a tirare fuori il peggio di sé, e la comunicazione poggerà allora su basi prettamente irruenti e conflittuali che porteranno chi le ha costruite a riversare la colpa sulla controparte.

L'assoggettamento alla comunicazione aggressiva

Purtroppo, sottomettersi passivamente alla comunicazione aggressiva è una tendenza frequente da parte delle vittime di manipolazione relazionale.

Esauste, confuse e prive di energie, queste donne cercheranno di trovare una soluzione rassicurante assecondando chi determina le loro insicurezze. E così tenderanno a cedere, a dare sempre ragione, a scusarsi per errori od omissioni inesistenti manifestando la paura di perdere il compagno.

Niente di più sbagliato.

Il manipolatore vuole assolutamente dominare, ma quando percepisce la remissività della vittima diviene ancora più violento e spietato. La accuserà allora di debolezza, inettitudine, la farà sentire stupida, incapace e debole. Essere passivi con gli aggressivi sortisce l'effetto contrario a quello sperato.

D'altro canto, la situazione non muta di molto se la vittima viene, al contrario, avvertita come forte, strutturata e oppositiva.

In questo caso, cambierà l'oggetto delle accuse e dei rimproveri ma l'obiettivo resterà comunque quello di mantenere una posizione di supremazia. Con loro, inevitabilmente, come la si fa si sbaglia. È per tale ragione che mettersi in discussione non serve assolutamente a nulla. Sono loro che vanno messi in discussione. Da subito. A fronte del primo momento critico. Quando i conti cominciano a non tornare e non si riconosce più la persona che si era presentata con un atteggiamento tanto diverso.

Tra due persone normali, infatti, quando un rapporto è equilibrato e paritario la comunicazione è serena e fluida. Ci si comprende, non ci sono dubbi e se sorgono si chiariscono parlando e confrontandosi civilmente. In caso contrario, occorre allertarsi: significa che qualcosa non va. Se abbiamo a che fare con una persona con cui comunicare in maniera sana e matura risulta impossibile, bisogna pensare che qualcosa non funziona nella relazione.

Occorre studiare attentamente l'altro senza necessariamente concludere che si sono perse le facoltà che hanno caratterizzato la buona riuscita di dinamiche relazionali precedenti.

Questo vale nella vita in generale e in ogni suo aspetto: sentimentale, familiare, amicale, lavorativo.

Se dovessero sorgere dubbi sulle proprie competenze comunicative, uno stratagemma utile potrebbe consistere nell'effettuare una disamina di quelli che sono stati i precedenti rapporti, per cercare di capire se le mancanze riguardano noi o chi si relaziona con noi. In quest'ultimo caso, sarebbe bene riuscire a mantenere un'obiettività atta a consentire una valutazione attenta e consapevole che conduca o a una ristrutturazione del rapporto che si sta vivendo o a una demolizione dello stesso con conseguente fuga. Ma mai a una destrutturazione della propria personalità a esclusivo vantaggio di chi non ne possiede una propria. Perché occorre ricordare sempre che è assolutamente impossibile comunicare in maniera sana ed equilibrata con un manipolatore.

È proprio quest'ultimo a non volerlo e a non esserne capace.

Il caso di Serena: l'amazzone che avrebbe voluto essere sottomessa

Racconta Serena, 37 anni, infermiera:

Conobbi S. una sera a casa di amici. Avevo la fama, nella mia compagnia, di single incallita e non certo perché mi era problematico relazionarmi con gli uomini, ma perché amavo divertirmi.

Avevo sempre vissuto storie brevi e di poca importanza per non legarmi definitivamente a nessuno; mi sentivo ancora troppo giovane per mettere in piedi una famiglia e fare la fine della maggior parte delle mie coetanee sposate, madri e insoddisfatte. Quando però vidi S. contemplai per un attimo l'idea di un rapporto vero. Era bellissimo. Alto, muscoloso, fine e dai modi gentili. Non avevo mai avuto un ideale definito di uomo fino ad allora, ma lo avevo riscontrato in lui, che mi aveva immediatamente trattata come se ci fossimo conosciuti da sempre. Un colpo di fulmine, direi. Probabilmente gli amici che ci avevano presentati sapevano che ci saremmo piaciuti molto, anche perché nel giro di poco tutti intorno a noi si erano dileguati lasciandoci la possibilità di restare soli a raccontarci le rispettive vite; così scoprimmo che eravamo pieni di interessi in comune.

S. non mi toglieva gli occhi di dosso e mi parlava piano, con voce calda e profonda, quasi ipnotica, tanto che mi lasciai andare a confidenze anche molto intime agevolate dall'ottimo vino che stavamo degustando insieme. Alla fine della serata propose di accompagnarmi a casa e, una volta arrivati, continuammo a parlare ininterrottamente in auto senza riuscire a lasciarci per altre due ore. Non riuscivo a credere a quello che provavo, e forse quello che stavo provando non mi era mai successo: sentivo che non avrei più potuto fare a meno di quell'uomo.

I ragazzi che avevo frequentato prima erano molto meno maturi, grezzi, pessimi conversatori e ascoltatori anche peggiori. Lui era diverso.

Nella foga della conversazione mi aveva colpita la sua educazione. Continuava a scusarsi gentilmente quando gli capitava di interrompermi ed era molto discreto nell'investigare sul mio passato. Prima di scendere dalla macchina mi sollevò delicatamente il mento per darmi un lunghissimo e dolcissimo bacio. Da allora non ci staccammo più.

Mi cercò il giorno dopo, poi il successivo e quelli a venire, e ogni telefonata o incontro con lui si rivelavano un concentrato di momenti meravigliosi e indimenticabili. Ho sempre avuto un carattere molto forte, fin da bambina, quindi era difficile per me non prevaricare gli altri, ma lui sapeva prendermi in una maniera particolare. Bloccava la mia irruenza con la dolcezza, mi faceva dimenticare la mia aggressività e riusciva ogni volta a farmi ragionare portandomi a considerare ogni punto di vista possibile per non imporre con prepotenza le mie posizioni. Ci frequentavamo come coppia da circa tre mesi, quando mi propose di andare a conoscere i suoi genitori.

Ero un po' emozionata e il passo mi sembrava effettivamente un po' prematuro, ma era tale l'entusiasmo di aver incontrato l'uomo della mia vita che decisi di non assecondare i miei timori ed entrare maggiormente nella sua vita, tanto più che avevo deciso che sarebbe stato il mio compagno definitivo.

I suoi ci aspettavano a pranzo una domenica di aprile. Avevamo riso molto insieme fantasticando su quell'appuntamento. La storia con l'ultima donna che aveva portato da loro risaliva a più di dieci anni prima e anche lui, come me, da allora non aveva avuto relazioni particolarmente significative.

Non si trattò, però, di una bella sorpresa.

Mi immaginavo due persone simili a S., invece mi si presentò davanti una donnina molto minuta e col viso dall'espressione provata, una depressa a prima vista. Il padre, invece, era un uomo rozzo e corpulento decisamente burbero. Mi aspettavo in effetti un'accoglienza più calorosa e cercai di interagire come meglio potevo in un contesto che trovavo imbarazzante per il silenzio di tomba con cui eravamo stati ricevuti. Ma la sorpresa peggiore doveva ancora arrivare. Dopo aver sostenuto quella spiacevole situazione per neanche mezzora, S. si trasformò letteralmente sotto i miei occhi e con fare sprezzante e maleducato iniziò a inveire contro entrambi i genitori.

«Certo che fate schifo», esordì. «Vi porto a casa la mia donna e anziché far festa dato che mi accusate di non prendere mai le cose sul serio sembrate parati a lutto». Il tramezzino che mi avevano servito come antipasto mi si bloccò in gola. Non riuscivo a credere alle mie orecchie.

Se avessi mai osato rivolgermi così ai miei mi sarei ritrovata sbattuta fuori di casa, invece lì nessuna reazione. S. continuò, rivolgendosi questa volta alla madre: «Sei vestita da far schifo, sembri una pescivendola, mi sembrava implicito che con un'ospite ci si dovesse vestire in maniera adeguata ma evidentemente non ci arrivi, è troppo difficile per te, la terza elementare ti è servita solo a pulire cessi e stirare mutande».

Io lo guardavo disperata implorandolo con gli occhi di smettere, ma non mi considerava. La madre, col viso chino sul piatto, mangiava lentamente, come se non stessero parlando con lei, e il padre, masticando nervosamente, ebbe solo il coraggio di dirgli a mezza voce: «Adesso stai esagerando».

Mi era passata la fame, avrei voluto alzarmi e scappare e quando tentai di andare almeno in bagno per cercare di contenere la rabbia che mi stava invadendo, S. mi investì come una furia intimandomi di restare al mio posto. Non riuscii a trattenermi e gli gridai in faccia che mi stava mettendo in un forte imbarazzo comportandosi da cafone e maleducato con chi ci stava ospitando. Non l'avessi mai detto.

Iniziò a urlare come un pazzo battendo i pugni sul tavolo e accusandomi di essere una «carogna ingrata» perché lui aveva fatto per me una cosa che non avrebbe mai fatto per nessun'altra e io lo stavo ringraziando in quel modo. Mi alzai di scatto, facendo cadere a terra la sedia senza volerlo, presi la borsa, salutai e ringraziai frettolosamente quei poveracci e mi precipitai verso l'ascensore. S. sembrava impazzito. Scese le scale di corsa per raggiungermi e mi fermò nell'ingresso del condominio pregandomi di comprenderlo.

Si era di nuovo trasformato. Con gli occhi pieni di lacrime mi disse che io non potevo capire e che lui era vittima dell'indifferenza dei suoi genitori da quando era nato. Mise in piedi una storia credibile, anche se in quel momento ero troppo confusa per potervi prestare del tutto fede.

Cercai di rimuovere quell'avvenimento, anche se quanto avevo visto mi aveva rivelato un aspetto di S. che mai mi sarei potuta immaginare. Seguirono giorni tranquilli, all'insegna della dolcezza e dell'intimità che avevano caratterizzato il nostro rapporto fino a prima dell'increscioso episodio ma, poche settimane dopo, S. iniziò a cambiare atteggiamento nei miei confronti. Aveva da ribattere su tutto: su come mi vestivo, su come mi truccavo, su come mangiavo, e anche sul piano sessuale sembrava che le cose non funzionassero più come prima. Mi ero, a suo dire, «raffreddata».

L'idillio si era spezzato. Quando parlavo, spesso fingeva di ascoltarmi senza neanche prendersi la briga di simulare interesse. Continuava a dirmi che ero «pesante» e priva di argomenti che lo avvincessero come un tempo. Monotonia e ripetitività erano le accuse che mi sentivo muovere più di frequente, a cui replicavo animatamente che era lui a essere cambiato e diventato incapace di restare in sintonia con me.

«Sei una bambina», mi rinfacciò in un'ennesima delle nostre discussioni degli ultimi tempi, «sei una bambina viziata e prepotente che vuole sempre aver ragione». Stava evidentemente parlando di se stesso.

Mi trascinai ancora un po' in quella storia, che era in realtà già finita dopo quel maledetto pranzo di primavera, fondamentalmente per rafforzare la conferma di essermi sbagliata nel giudizio iniziale su di lui.

Avrei potuto risparmiarmi parecchie umiliazioni e insulti alla mia dignità se solo mi fossi fermata prima. Troncai definitivamente quando una sera, a cena a casa mia per brindare al secondo anniversario del nostro «fidanzamento», tirai fuori dalla ghiacciaia una bottiglia di champagne scelta con cura la cui marca non era evidentemente di suo gradimento, e mi sentii rimproverare: «Si vede che sei stata con dei poppanti prima di me, se no avresti almeno imparato a distinguere tra un'etichetta e l'altra». Non avevo più nulla da dirgli.

Analisi del caso

Un altro uomo che vende un'immagine di sé non corrispondente alla realtà.

Spesso la famiglia di provenienza rappresenta un banco di prova decisivo per le vittime o potenziali tali, poiché il manipolatore relazionale nel suo habitat naturale difficilmente riesce a nascondere quello che è.

In una domenica di aprile S. si era fatto scoprire e da quel giorno in poi non era più riuscito a dissimulare la sua vera natura.

È un aspetto interessante per comprendere le dinamiche relazionali con questi soggetti poiché gli stessi, trasportati nei loro contesti d'appartenenza, difficilmente riescono a mantenere le maschere che indossano per sedurre e attrarre a sé le vittime. Se ce ne fosse il modo, sarebbe opportuno cercare di entrare in relazione il più presto possibile con la famiglia d'origine, per capire come si relazionano con i parenti più prossimi.

Una volta smascherato, S. ha replicato i suoi atteggiamenti aggressivi e svalutanti nei confronti di Serena la quale, però, grazie al suo carattere forte e volitivo li ha tollerati per poco, senza permettere al partner di schiacciarla come aveva fatto con i propri genitori.

Alla luce di quanto abbiamo detto finora, quel pranzo si può interpretare come un gravissimo campanello di allarme. Grave al punto di autorizzare a una fuga repentina senza nemmeno il bisogno di voltarsi indietro un attimo.

LA COMUNICAZIONE *DOUBLE BIND*

Oltre a essere aggressiva, la comunicazione del manipolatore presenta anche caratteristiche di vaghezza, ambiguità e confusione, atte a far sentire profondamente inadeguato chi la riceve.

L'obiettivo rimane sempre, infatti, la destabilizzazione dell'interlocutore, che sarà portato a pensare di non aver compreso bene, e tenderà a mettersi in discussione e a cercare chiarimenti senza puntualmente sortire risultato alcuno.

Le risposte che si potranno ricevere saranno tutte sulla medesima falsariga: «Ma che hai capito?»; «Non intendevo dire questo»; «Sei tu che non ascolti quando ti parlo»; «Ti inventi le cose e poi ci credi», con le conseguenze che si possono facilmente immaginare.

Le donne dalla personalità più strutturata e consapevoli passeranno al conflitto, quelle che lo sono meno inizieranno a mettere in discussione la propria percezione della realtà.

Il tratto distintivo di questo tipo di comunicazione consiste, in ogni caso, nel tentativo di minare le sicurezze della vittima portandola a dubitare di se stessa.

Un esempio:

Lei: «Non capisco perché non mi ascolti mentre ti sto parlando di una questione importante».
Lui: «Ti sto ascoltando» (continuando a ignorarla esplicitamente).
Lei: «Ma chi credi di prendere in giro?».
Lui: «Nessuno».
Lei: «Mi spieghi caro, per favore, perché fai così?».
Lui: «Se ci pensi attentamente sai benissimo perché faccio così».

Il concetto psicologico di **double bind** è stato introdotto negli anni Cinquanta dall'antropologo, semiotico e linguista Gregory Bateson (Grantchester, 1904 - San Francisco, 1980) a partire da studi sulla genesi della schizofrenia.

Bateson ha riportato l'episodio di una madre che, dopo un lungo periodo di tempo, rivede il figlio ricoverato per disturbi mentali.

Si tratta di una dinamica tipica che il manipolatore mette in atto quando vuole evitare di affrontare un argomento: ricorre, allora, all'utilizzo di risposte vaghe, evasive o lasciate incomplete.

La frase finale dell'esempio ha lo scopo di mettere definitivamente a tacere l'interlocutore, costringendolo a interrogarsi su cosa possa aver detto o fatto di tanto grave da determinare la rabbia o il rancore di chi sta invece semplicemente simulando per chiudere un discorso.

Occorre stare attenti a non cadere nella trappola dei sensi di colpa immotivati poiché è proprio su questi che i manipolatori tentano di far leva, come abbiamo già visto in più situazioni.

Evitare tassativamente di fermarsi a riflettere sull'ultima subdola osservazione e lasciar cadere il discorso possono rappresentare validi stratagemmi per prendere le distanze da ragionamenti contorti e non entrare in confusione.

Un altro tratto caratteristico della comunicazione manipolatoria, che presenta analogie con il precedente poiché rischia di creare seri problemi a chi la subisce, consiste nella contraddittorietà della stessa.

In psicologia si parla di *double bind, o doppio legame*, per indicare una situazione in cui, tra due individui uniti da una relazione emotivamente rilevante, la comunicazione dell'uno verso l'altro presenta un'incongruenza tra il livello verbale e il non verbale. Abbiamo già accennato a tale dicotomia nelle pagine precedenti, invitando a leggere come segnale di allarme l'individuazione di un divario tra il contenuto di un discorso e il linguaggio del corpo.

Quest'ultimo, in un moto affettuoso, tenta di abbracciarla; lei, però, si irrigidisce. Di rimando il figlio si ritrae, e a quel punto si sente dire dalla madre: «Non devi aver paura di esprimere i tuoi sentimenti». Nonostante a livello di comunicazione implicita (il gesto di irrigidimento) quest'ultima esprima rifiuto per il gesto di affetto del figlio, a livello di comunicazione esplicita (la frase detta in seguito) la madre nega di essere la responsabile dell'allontanamento, alludendo al fatto che lui si sia ritratto non perché intimorito dall'irrigidimento della madre, ma dai suoi stessi sentimenti; il figlio, colpevolizzato, si trova impossibilitato a rispondere.

Un testo interessante per approfondire l'argomento è quello di D. Zoletto, *Il doppio legame. Bateson, Derrida*, Bompiani, Milano 2003.

Molto interessante anche il sito:

www.managerzen.it/manager_ludens/manager_ludens/giochi_di_doppio_legame.html in cui vengono forniti strumenti utili e giochi per imparare a eludere la trappola del doppio legame.

Più tecnicamente, però, tale situazione ingenera in colui che riceve il messaggio l'impossibilità di decidere quale dei due livelli, che si contraddicono, accettare come valido, e di far notare, a livello esplicito, l'incongruenza.

Il caso di Laura: la segretaria zelante

Racconta Laura, 35 anni, assistente di direzione:

Mi sembrava di essere entrata in una trappola senza vie di uscita.

Avevo iniziato a lavorare da pochi mesi in un'importante multinazionale e la posizione raggiunta era stata il risultato di molti anni di fatiche e sacrifici. Mi ero laureata, sposata e un anno dopo erano arrivate le gemelle. Conciliare la mia professione con la famiglia non era certo stato facile ma con l'aiuto dei miei genitori e di mio marito, l'uomo più sereno ed equilibrato che avessi mai conosciuto, ero riuscita a fare tutto bene e a costruirmi anche una modesta carriera.

Almeno così pensavo prima dell'incontro con il dottor L., il mio nuovo capo.

Non godeva di un'alta reputazione tra i colleghi, era un uomo molto rigido, freddo e distaccato. I suoi modi autoritari e spesso sgradevoli non favorivano un clima collaborativo e quando mi comunicarono di essere stata assegnata a lui sentii dei brividi percorrermi la schiena.

Mi incuteva, infatti, una forte soggezione e l'idea di dovermelo trovare quotidianamente al fianco a fargli da assistente mi preoccupava molto.

Ero entrata in quell'azienda importante dopo una selezione molto dura e inizialmente non compresi la ragione per la quale il mio referente diretto non mi fosse stato presentato subito. Lo capii dopo averlo conosciuto.

Penso che sarebbero state davvero poche le persone disposte ad accettare l'incarico se avessero avuto modo di relazionarsi prima con lui.

Il direttore del personale ci presentò e il dottor L. mi strinse la mano distrattamente, guardando altrove, senza darmi alcuna importanza. Presi il mio posto nel suo ufficio, e venni messa da subito nella condizione di non poter lavorare adeguatamente. Infatti, il Pc era un trabiccolo dei primi anni Novanta pieno di virus che ne causavano il malfunzionamento, la stampante un vecchio aggeggio datato e privo di cartucce, la cancelleria a disposizione insignificante... Mi sentivo umiliata e sminuita.

Il dottor L. mi assegnò il primo incarico con tono sgarbato e dispotico; gli feci subito rilevare che non avrei potuto eseguirlo nei tempi da lui richiesti se non mi avessero cambiato computer. «Ma lei dove pensa di essere?», mi chiese con arroganza. «In una delle più importanti multinazionali della cosmesi», risposi prontamente e lui, con sguardo di fuoco, replicò: «Bene, veda allora di dimostrare chi è», abbozzando un sorriso amichevole che in quel contesto appariva decisamente fuori luogo.

Provai a cimentarmi senza successo nell'elaborazione di un listino prezzi che, con i mezzi a mia disposizione, mi avrebbe richiesto tempi improbabili. Desideravo fargli vedere che almeno ci avrei tentato, pur consapevole del fatto che di lì a poco mi sarei ritrovata costretta a rinnovare la mia richiesta.

E così fu. La mattina mi presentai puntuale al mio posto ma non ricevetti risposta al mio saluto, solo un movimento impercettibile con la testa sollevata, dai documenti che stava esaminando, nella mia direzione.

«Ha molto caldo, dottoressa?», chiese con lo sguardo nuovamente abbassato sulle carte. «In che senso, scusi?». Era luglio e indossavo una camicetta di seta a maniche corte molto sobria ed elegante, come tutti i capi di vestiario che ero solita acquistare. «Così, chiedevo per curiosità», replicò con un sorriso aperto e guardandomi, questa volta in faccia.

Il tono era stato palesemente ironico, ma i modi successivi avevano contraddetto quella sensazione di rimprovero tacito che mi avrebbe accompagnata per il resto della giornata. Di sicuro mi era passata la voglia di avanzare pretese. Arrivata, però, alla fine della settimana con sole tre pagine completate del lungo listino che avrei dovuto finire di là a breve, presi il coraggio a quattro mani e provai a riaffrontare l'argomento. «Dottor L.», esordii timidamente, «ho bisogno del suo aiuto, perché di questo passo non riuscirò mai a consegnare per tempo il lavoro che mi ha chiesto».

Di nuovo quello sguardo torvo, puntato fisso su di me, la mascella serrata. «Dottoressa F.». Mi stava scimmiottando, non potevo crederci. «Lei per essere appena arrivata sta creando un po' troppi problemi, non crede?». «Problemi, io?». Stavo per crollare. «Sì, lei. C'è qualcun altro qui? Il computer, il caldo, non le sembra di essere quantomeno fuori luogo? Comunque fa bene a esprimere quello che pensa», aggiunse incupendo ulteriormente l'espressione del volto. «L'unica maniera intelligente per risolvere i problemi è parlarne e noi qui siamo una grande famiglia», disse uscendo dalla porta e sbattendosela alle spalle.

Non potevo credere a quello che avevo ascoltato. Pensai che fosse pazzo.

I messaggi che quell'uomo mi inviava erano costantemente ambigui e contraddittori: inizialmente asseriva una cosa, subito dopo il suo contrario. La sua fisicità mi inquietava: non era mai lineare e congruente con quanto diceva. Non avevo mai incontrato una persona del genere e capii molto presto che non avrei potuto reggere a lungo mantenendo il mio sano equilibrio. Feci finire il mese di prova e rassegnai le dimissioni. Non me ne sono mai pentita. Ho soltanto prevenuto i seri danni che quell'uomo avrebbe potuto causare alla mia autostima e alla mia integrità.

Analisi del caso

Ci troviamo qui di fronte a un caso di violenza psicologica sul lavoro, ben più frequente di quanto non si pensi poiché, purtroppo, i manipolatori sono ovunque e i danni causati appunto da coloro che si trovano nei luoghi di lavoro possono essere gravi quanto quelli che si verificano all'interno di relazioni d'altro tipo.

I rapporti caratterizzati dal *double bind* prevedono spesso forme di subordinazione e di potere in cui le posizioni reciproche sono definite dal contesto e in cui la distanza tra le persone differisce anche notevolmente, come in questo esempio tra assistente e capo.

Il rapporto tra Laura e il suo superiore risulta costantemente invalidato da messaggi minacciosi e paradossali che non consentono alla giovane donna di replicare adeguatamente né di comprendere come muoversi senza sbagliare.

La vittima del *double bind*, infatti, sbaglia se obbedisce e sbaglia se disobbedisce, o addirittura non può obbedire, finendo per subire, in ogni caso, conseguenze negative che conducono quasi sempre all'inazione e alla paralisi psicologica.

Come spiega D. Zoletto nel già citato *Il doppio legame. Bateson, Derrida*, perché si possa parlare di un'effettiva situazione di *double bind* devono essere presenti i seguenti elementi:

- La presenza di due o più persone, tra cui una soltanto svolge il ruolo di vittima (per esempio, figlio-genitore, moglie-marito, dipendente-datore di lavoro).
- La ripetizione dell'esperienza sgradevole, che si ripresenta talmente spesso da diventare un'aspettativa abituale per la vittima sì da portarla a confondere rispetto e paura.
- Un'ingiunzione primaria, generalmente negativa, che può assumere due forme: «*Non* fare questo e quello o io ti punirò»; «*Se* fai questo e quello io ti punirò». Il manipolatore struttura un contesto di apprendimento basato sull'evitamento di una punizione.

- Un'ingiunzione secondaria paradossale rispetto alla prima ma, come questa, rinforzata da una punizione o da un segnale di minaccia al benessere e alla sopravvivenza. Un secondo messaggio simile è più difficilmente identificabile rispetto al primo anche perché, in genere, viene trasmesso attraverso il linguaggio del corpo: sguardo, postura, gesti, tono di voce.
- Un'ingiunzione terziaria negativa che proibisce alla vittima di uscire dal dilemma, di fare commenti, di chiedere spiegazioni o di protestare.
- Dopo che la vittima, attraverso la ripetizione, si è abituata a percepire l'universo secondo schemi a «doppio legame», non è più necessaria la presenza di tutti gli elementi suddetti. Quasi ogni parte della sequenza basta da sola a scatenare una reazione di panico o di rabbia.

Una regola fondamentale della comunicazione comporta che sia virtualmente impossibile per chiunque evitare di chiarire o controllare completamente la definizione della propria relazione con un'altra persona.

Intraprendendo un rapporto di qualunque tipo, dunque, è necessario stabilire innanzitutto che tipo di relazione portare avanti. Tale definizione risulta oltremodo difficile quando si ha a che fare con i manipolatori, per via dell'ambiguità da loro deliberatamente creata attraverso il *double bind*; ecco perché attraverso questo tipo di comunicazione si entra in uno stato pericolosamente confusionale.

Si diviene, infatti, vittime di un'ulteriore forma di controllo, nella quale le reali intenzioni del manipolatore risultano ancora una volta celate.

L'unica soluzione concreta per sfuggire a questa trappola risiede nell'analizzare, nel riconoscere tale dinamica e nel ricostruire correttamente l'organizzazione gerarchica dei livelli di comunicazione. Riconoscerla e ignorarla.

Per la psicologa Simona Carloppi (vedi «Digilogica», Casini Editore, Roma, n. 2/2005) chi genera situazioni double bind, infatti, di solito è costretto a sprecare un enorme ammontare di energia psichica per mantenere in piedi la propria recita; se non risece ad avere un pubblico, finisce per crollare e restare preda della paralisi che voleva infliggere agli altri, rischiando di arrivare in casi estremi anche a esplosioni di aggressività o crisi di angoscia.

La necessità di definire la relazione con l'altro è stata espressa da Jay Haley, scrittore e psicoterapeuta statunitense (1923-2007) che ha fatto parte del gruppo di Palo Alto, la famosa Scuola di psicoterapia statunitense, il primo istituto al mondo dedicato specificamente allo studio dei processi d'interazione e all'insegnamento della terapia familiare.

LE CONSEGUENZE A LUNGO TERMINE DELLA COMUNICAZIONE CON UN MANIPOLATORE

Dopo essere cadute nella trappola della relazione empatica e simbiotica, spesso caratterizzata da una comunicazione fluida e intima, le vittime dei manipolatori si ritrovano all'improvviso, e del tutto inaspettatamente, in una dinamica perversa che determina in loro una profonda destabilizzazione.

Abituate a sentirsi dapprima comprese, ascoltate e accolte, da un certo punto in poi non riescono a comprendere cosa sta accadendo poiché non riescono più a riconoscere chi hanno di fronte.

È proprio la comunicazione il primo vero segnale di trasformazione del rapporto che, terminata la fase della seduzione, diviene sostanzialmente ingestibile.

Menzogna, dissimulazione, aggressività e *double bind*, utilizzati congiuntamente e reiterati nel tempo, rappresentano strumenti pericolosi che possono determinare gravi conseguenze per chi li subisce.

Abbiamo accennato, nelle pagine precedenti, ad alcune reazioni tipiche che vanno dall'asservimento, accompagnato da passività, all'aggressività manifesta, ma esse variano molto a seconda del temperamento di base delle vittime.

Quasi tutte, in fase iniziale, a fronte dei primi cambiamenti, tentano la strada della remissività, imputando la manifestazione iniziale di messaggi violenti o denigratori a problemi del manipolatore di natura transitoria.

Le scuse tipiche riguardano lo stress lavorativo o familiare, la stanchezza fisica, i problemi economici, insomma qualunque cosa possa distogliere dal riconoscimento della cruda realtà.

In effetti, la trasformazione dei manipolatori talvolta è talmente repentina da scuotere profondamente chi la subisce, e un solo episodio non può certo bastare a individuare il fenomeno: un unico segnale negativo verrà ordinariamente percepito come un «incidente» passeggero.

È dalla seconda modalità comunicativa alterata in poi che dovrebbe scattare lo stato di allarme, quando cade l'illusione della transitorietà del fenomeno e si è costretti a rivivere una situazione che crea disagio e non si è ancora in grado di riconoscere. Quasi tutte le donne con le quali ho lavorato riferivano le medesime considerazioni: «Mi sembra così cambiato»; «Non è più lui»; «Non riesco a riconoscerlo». La percezione dominante consiste, dunque, in un'avvenuta metamorfosi. Nessuna tende mai a pensare che la comunicazione iniziale con i manipolatori abbia costituito la semplice risultante di una recita ben orchestrata.

L'approccio remissivo da parte della vittima, a fronte di quella che viene percepita come una trasformazione caratteriale, ha quale scopo principale la sopravvivenza, ma presenta degli svantaggi considerevoli.

Innanzitutto, come abbiamo avuto modo di accennare in precedenza, contribuisce ad alimentare la carica aggressiva del manipolatore, che di fronte a soggetti inermi sarà portato ad «alzare il tiro»; in secondo luogo, tende a determinare un indebolimento ulteriore della vittima, cristallizzandola in una situazione paragonabile a quella che in psicologia prende il nome di *impotenza appresa*.

L'impotenza appresa

Il termine, coniato dallo psicologo americano Seligman, si riferisce allo stato in cui ci si viene a trovare dopo la reiterazione di un numero di tentativi non andati a buon fine. Partendo da una serie di esperimenti con alcuni cani posti in una gabbia progettata in modo tale da rilasciare una sfilza di scariche elettriche intermittenti che in alcuni casi potevano evitare (saltando da un lato all'altro della gabbia), mentre in altri non potevano in alcun modo sottrarvisi, Seligman dimostrò che i cani che non riuscivano a sottrarsi alla scarica elettrica non lo facevano neanche quando ne avevano la possibilità e mostravano un comportamento passivo.

Gli animali avevano compreso che, qualsiasi cosa potessero fare o potesse cambiare, comunque non sarebbero sfuggiti alle situazioni negative.

Martin E. P. Seligman (New York, 1942), partendo da esperimenti condotti su cani, è giunto nei suoi studi a importanti conclusioni circa la **depressione** che sono sfociate nella stesura del saggio *Imparare l'ottimismo. Come cambiare la vita cambiando il pensiero*, Giunti, Firenze 2005.

Professore all'University of Pennsylvania, dall'uscita del libro a oggi ha continuato a lavorare sull'ottimismo e ha aperto su Internet il portale www.reflectivehappiness.com, grazie al quale fornisce un servizio a oltre 10 mila utenti che ricevono ogni mese istruzioni per una serie di esercizi studiati appositamente per imparare a evitare di ripetere ossessivamente pensieri negativi e, conseguentemente, a scacciare la depressione.

Tale fenomeno è riscontrabile anche negli esseri umani. Esperienze fallimentari ripetute determinano l'incapacità di reagire alle stesse, con conseguenze a livello cognitivo, motivazionale ed emozionale che possono condurre a una significativa riduzione dell'autostima e, in casi estremi, alla depressione.

L'importanza dell'assertività

La remissività nella comunicazione con i manipolatori presenta dunque rischi gravi e poco controllabili. Meglio allora l'aggressività?

Abbiamo già avuto modo di accennare a questo stile relazionale parlando di violenza in genere e individuando nella stessa una frequente modalità di reazione alla paura. Rispondere all'aggressività con altra aggressività genera un conflitto che acquisisce senso e diventa costruttivo solo quando è basato su una comunicazione aperta e cooperativa da entrambe le parti.

Il manipolatore non è, però, aperto né tantomeno cooperativo; ricorrere ai suoi stessi metodi per contrastarlo può condurre a un innalzamento dei livelli di scontro: meglio evitare. Si tratterebbe di un'aggressività destinata a ritorcersi solo contro chi la utilizza per difendersi.

Esiste, tuttavia, un sistema infallibile, l'unico in grado di neutralizzare e destabilizzare a sua volta i manipolatori: l'assertività.

Abbiamo accennato a questa modalità comunicativa parlando dei vari modi da loro utilizzati per mentire: consiste nella capacità di esprimere i propri sentimenti e le proprie opinioni, di far valere i propri diritti e punti di vista, di manifestare serenamente idee anche in disaccordo quando lo si ritiene opportuno e di saper chiedere agli altri di modificare i propri comportamenti quando vengono percepiti inadeguati od offensivi.

L'assertività rappresenta la tecnica di comunicazione più efficace derivante dall'armonia tra abilità sociali, emozioni e razionalità ed è l'unica che consente di mantenere integra la propria personalità rispettando le posizioni altrui.

Ma attenzione. Nel caso della comunicazione con i manipolatori, mi riferisco a un'accezione di assertività leggermente diversa da quella tradizionale sopra descritta. Mentre lo scopo finale di quest'ultima è pervenire a un accordo concertato e condiviso tra le parti, obiettivo della prima è neutralizzare gli effetti nefasti della loro comunicazione.

Sì, perché comunicare efficacemente con i manipolatori per giungere a un accordo o a una condivisione di punti di vista è, come ho già detto, impossibile.

La prima operazione da compiere è dunque quella di elaborare il lutto di una comunicazione genuina con un manipolatore. Non avverrà mai. Una volta interiorizzato questo importante concetto, si potrà passare all'utilizzo di un'assertività prettamente finalizzata a prevenire i danni che possono derivare dal bombardamento dei messaggi menzogneri, aggressivi e contraddittori che si ricevono.

Quello che conta è l'acquisizione della consapevolezza di essere vittime di comunicazione manipolatoria; cercare di persuadere l'altro o avvicinarlo a sé non possono rappresentare un obiettivo realistico.

Le tecniche di comunicazione assertiva con un manipolatore

In tutti questi esempi, alcuni riguardanti l'ambito relazionale-sentimentale, altri quello lavorativo, a fronte di una più o meno velata aggressività verbale, di minacce o tentativi di far sentire inadeguati, le risposte presentano tutte la medesima caratteristica. Tengono conto del punto di vista dell'emittente del messaggio, mantenendo però fermo e difendendo il proprio.

Vediamo in che modo:

Obiezione: «Sei sempre la solita, non capisci quando mai parlo».

Risposta: «Il fatto che continui a ripetermelo, caro, dimostra che hai di me idee preconcette, la qual cosa non mi aiuta certo a concentrarmi su quello che dici».

Obiezione: «Ti lamenti in continuazione, hai sempre da ridire, se continui così finirà che mi stancherò di te e mi cercherò un'altra».

Risposta: «Quelle che tu interpreti come lamentele sono semplici osservazioni per cercare di migliorare il nostro rapporto, ma se davvero senti l'esigenza di cercare altro penso che dovresti farlo, caro».

Obiezione: «Faccio tutto per te e questo è il tuo modo di ricambiare, ti ringrazio davvero».

Risposta: «Riconosco quanto fai per me e te ne sono grata, tuttavia non penso che il mio modo di agire c'entri nulla con quelli che sono i tuoi indiscutibili meriti».

Obiezione: «Dobbiamo finire quel lavoro entro domattina, signorina, mi sembra abbia un po' la testa tra le nuvole negli ultimi giorni, dovrebbe concentrarsi di più».

Risposta: «Mi sembra di avere sempre rispettato i tempi di consegna a oggi, se ho la testa tra le nuvole, come dice, forse è proprio perché sto pensando al modo migliore per accelerare il lavoro».

Obiezione: «È appena arrivata e già mi chiede dei giorni di ferie. Non le sembra inopportuno?».

Risposta: «Non era assolutamente mia intenzione essere inopportuna e non fa piacere neppure a me dover ricorrere a questa richiesta senza aver prima dimostrato il mio valore sul lavoro, tuttavia se lo faccio è perché ne ho bisogno. Mi conceda la sua fiducia e non se ne pentirà».

L'importante è che ciò avvenga con la massima serenità possibile, poiché il pericolo maggiore cui si va incontro parlando con i manipolatori consiste proprio nel perdere i propri punti fermi ed entrare in uno stato confusionale che il più delle volte, come abbiamo visto, può condurre alla totale accondiscendenza. Se ci si dimostrerà sicuri e consapevoli, cercando di mantenere sempre una buona dose di educazione e gentilezza, la controparte si troverà spiazzata e quando si accorgerà di trovarsi di fronte a un interlocutore difficile da sottomettere probabilmente cambierà preda.

Questa tecnica, peraltro, oltre a spostare le attenzioni dei manipolatori da sé serve a mantenere un costante contatto con la realtà che impedisca di cadere nel cosiddetto *tango della manipolazione*, che inizia quando il proprio benessere psicologico dipende dal consenso e dall'approvazione dell'altro.

Per maggiori informazioni sul **tango della manipolazione**, si può consultare il testo di Robin Stern, *Come mi vuoi*, Corbaccio, Milano 2009. L'approccio dell'autrice è molto interessante, in quanto individua nella relazione manipolativa tre stadi, col progressivo avanzare dei quali diviene sempre più difficile uscire dalla trappola.

LA RELAZIONE PERVERSA

C'è un carnefice e c'è una vittima. In fondo, esistono i lupi perché ci sono gli agnelli.

Abbiamo identificato le caratteristiche del carnefice. La vittima può, invece, rientrare in qualsiasi categoria purché abbia un punto debole. E poiché tutti abbiamo numerosi punti deboli, ognuno di noi può essere manipolabile.

Ho incontrato nella mia vita talmente tante tipologie differenti di donne e uomini oggetto di manipolazione, che una classificazione sarebbe impensabile. Ritengo che ciascuno di noi possa essere più o meno predisposto ad affidarsi a qualcuno in determinati momenti della propria esistenza.

Mi è stato chiesto di frequente se le vittime siano o meno consenzienti, e la mia risposta a oggi è sì: in moltissimi casi. Spesso infatti, pur disponendo di tutti gli strumenti idonei a farle fuggire da quella che possono facilmente individuare come una relazione destinata a condurle allo sfacelo, il più delle volte decidono di restare.

Le ragioni sono molteplici ed estremamente soggettive; quel che conta è che rimangono e stanno lì, inermi, a farsi massacrare psicologicamente nella vana attesa che qualcosa possa cambiare. A osservarle dall'esterno sembrano spesso in balia di una sorta di delirio di onnipotenza che fa credere loro che si salveranno, e che attraverso la loro salvezza potranno aiutare chi cerca di rovinare le vite altrui. Forse è proprio questa la ragione per la quale i manipolatori infieriscono su certe prede, quasi volessero punire una tale presunzione che provoca la loro disistima integrale nei confronti di chi li tollera all'infinito.

Il manipolatore aggredisce, sfida, mette alla prova e non è mai pago.

La vittima contrattacca debolmente, resiste, rimane, attendendo riconoscimenti e conferme che non arriveranno mai. I rapporti così strutturati vanno avanti mesi, anni, si trascinano in un'agonia senza fine che sazia in parte chi ne è la causa e prosciuga chi la subisce.

IL PENSIERO MAGICO DELLA VITTIMA

Spesso nella mente di chi sottostà a vessazioni e angherie psicologiche scatta il cosiddetto *pensiero magico*, una forma mentale che caratterizza il sistema cognitivo infantile e che tende a persistere anche in età adulta, consistente nella convinzione di poter influenzare la realtà secondo pensieri e desideri personali.

Una peculiarità che gli appartiene è l'essere impermeabile all'esperienza. Nelle persone in cui la mente segue prevalentemente una modalità di pensiero magico, quando le esperienze contraddicono il loro ragionamento non nasce il bisogno di spiegare l'insuccesso. Ciò è possibile anche grazie al ricorso a giustificazioni in base alle quali l'accaduto è connesso all'intervento di altri fattori che lo possono giustificare.

«Mi tratta male perché è nervoso, debole, frustrato, insoddisfatto; perché ha paura dell'amore e di essere amato; perché gli ricordo sua madre, suo padre, sua sorella. Vorrebbe amarmi ma non può. Ha bisogno che io gli dia fiducia; è stato vessato e deprivato da piccolo e ora fa così», e via dicendo.

Un espediente ingegnoso per vanificare la frustrazione, dunque, e resistere nella relazione perversa. Al pensiero magico si fa ricorso ogniqualvolta quello razionale non è idoneo a fornire risposte o soluzioni ai problemi che incontriamo nel corso della vita.

E innamorarsi di una persona sbagliata è un problema.

Tra le funzioni di questa forma di pensiero vi è quella difensiva, che si fonda sulla convinzione di poter controllare la realtà quando la stessa è o diventa troppo dura da accettare. Essa è fondamentale in età evolutiva per affrontare situazioni che provocano angoscia o insicurezza. La perdita di una persona cara, un conflitto, una separazione possono costituire momenti molto difficili da gestire nella vita di una persona.

Quando ci sentiamo messi a dura prova, o tollerare diventa troppo pesante, sentiamo l'esigenza di un aiuto che può arrivare dall'esterno, di rivolgerci a qualcuno che possieda più lucidità e competenze di noi e che possa supportarci in circostanze delicate ascoltandoci, sostenendoci e intervenendo in nostro favore.

Non tutti però, purtroppo, sono capaci di chiedere aiuto, e vi sono persone che soffrono più di altre per orgoglio, timidezza, paura, rischiando di protrarre all'infinito dolori che potrebbero essere sedati in tempi più rapidi.

La possibilità di supporto e aiuto risiede comunque anche dentro di noi: possediamo, infatti, importanti strumenti e risorse idonei a soccorrerci quando stiamo troppo male.

Dirigere il pensiero verso il cambiamento

Uno di questi strumenti è il pensiero, che possiamo imparare a dirigere quando la gestione delle situazioni inizia a diventare troppo difficile.

Vi è un solo modo, infatti, per poter trasformare situazioni oggettivamente o apparentemente immodificabili: cambiare il nostro atteggiamento, e quindi il nostro pensiero, nei confronti delle situazioni stesse.

La resistenza al cambiamento è, nell'umanità, qualcosa di atavico e difficilissimo da abbattere, perché tutti siamo abitudinari e a volte è più facile mantenere routine negative che ci sono, però, note, piuttosto che affrontare mutamenti positivi e funzionali.

Questo fenomeno si verifica in tutti gli ambiti della vita: sociale, familiare, professionale; muoversi in contesti conosciuti e ai quali si è abituati infonde un senso di padronanza sulla realtà, e di sicurezza anche laddove le abitudini dovessero risultare poco piacevoli o addirittura disfunzionali.

Pensiamo a quanta gente si lamenta del proprio lavoro, del proprio coniuge o della vita che conduce in generale; quanti sono veramente in grado di cambiare la propria esistenza? Un numero veramente esiguo, perché in vista di un cambiamento occorre destrutturare gli schemi cognitivi precedenti per costruirne di nuovi.

Molte persone si oppongono al cambiamento «per partito preso». Come i bambini in tenera età spesso si impuntano e non vogliono fare qualcosa per principio, così gli adulti, spesso, pur comprendendo intrinsecamente che per stare meglio occorre cambiare, se ne negano aprioristicamente la possibilità preferendo perseverare in uno stato di malessere paradossalmente idoneo a dare maggior sicurezza.

Esattamente come fanno le vittime con i loro manipolatori.

Anche la saggezza popolare sembra rafforzare tale tendenza umana. «Chi lascia la via vecchia per la nuova sa quello che lascia ma non sa quello che trova»: un ammonimento, a mio parere, finalizzato a frenare le persone nella ricerca del nuovo.

Se avessimo tutti prestato fede a questo motto non saremmo potuti evolvere in alcun campo: se la scienza, la medicina, la fisica, l'ingegneria si fossero basate su un concetto così improbabile il progresso della nostra civiltà sarebbe stato impossibile. Il detto inoltre incita, implicitamente, a mantenere le cattive abitudini e gli usuali schemi comportamentali, anche se poco efficaci, chissà mai che modificandoli si possa poi incappare in altri peggiori.

Le trappole mentali

Molte persone tendono a costruirsi numerose trappole mentali per non dover abbandonare ciò che è loro noto.

Restare in una situazione conosciuta è comodo e non richiede l'assunzione di rischi. È il principio di base del vittimismo: è più facile lamentarsi di qualcosa piuttosto che attivarsi per modificare quello che non va.

Ma quanto si potrebbe stare meglio se si decidesse di smettere di fare le vittime? Al di là della natura masochista di alcuni soggetti, molti altri passano la maggior parte del loro tempo a lamentarsi di tutto, continuando a rimanere in uno stato di inerzia catatonica che paralizza non solo le loro menti ma anche le loro azioni. E così continuano a vivere insoddisfatti e arrabbiati, ma pur sempre fedeli alle proprie resistenze. Spesso però ci dimentichiamo che la vita, almeno per chi non crede nella reincarnazione, è una soltanto, e cercare di viverla nel miglior modo possibile non solo è un nostro diritto ma anche un nostro dovere. Sì, perché l'esistenza di una persona insoddisfatta costituisce un danno enorme per il resto dell'umanità e determina costi sociali incalcolabili.

Chi è insoddisfatto o infelice spesso è stressato e può diventare ansioso, depresso, aggressivo, il che può causare malattie, dipendenze, violenze come suicidi oppure omicidi.

Chi è insoddisfatto o infelice spesso è irrequieto e tende a fuggire le responsabilità, dal che possono derivare tradimenti, promiscuità sessuale, separazioni, divorzi, abbandoni, con relative ripercussioni anche sui figli delle coppie in crisi.

Chi è insoddisfatto o infelice priva il mondo di un sorriso e del potenziale d'amore che tutti possediamo per natura, ma che sembra venire a mancare sempre più al giorno d'oggi con i relativi conflitti relazionali e le difficoltà comunicative che ne conseguono.

Essere soddisfatti e felici è dunque doveroso non solo per noi stessi ma anche per gli altri, e se soltanto riuscissimo a trovare un briciolo di coraggio per cercare di modificare quello che ci impedisce di stare bene faremmo un enorme dono prima di tutto a noi stessi e poi al resto dell'umanità.

Certi aspetti, però, sono modificabili (posso cambiare un lavoro, un compagno, una città, uno stile di vita), a differenza di altri. Una delle trappole mentali più diffuse, per esempio, è l'illusione di poter cambiare le persone. Nessuno può cambiare nessuno: possiamo realmente esercitare il potere di intervenire e attuare delle modifiche solo ed esclusivamente su noi stessi. Quanti si sposano o iniziano una relazione convinti che tanto prima o poi il partner «cambierà»? Se si riuscisse a smantellare questa eresia concettuale, il numero di separazioni delle coppie sarebbe dimezzato. Una persona non si può cambiare. Una persona cambia solo se lei stessa decide di farlo. Tanto più se si tratta di un manipolatore relazionale: è bene saperlo e interiorizzarlo. Certo, lo si potrebbe sensibilizzare e indurre a modificarsi, si potrebbe lavorare per far emergere il suo potenziale al mutamento, ma se non sarà solo ed esclusivamente il soggetto interessato a volerlo, qualsiasi cambiamento sarà impossibile.

IL PENSIERO RAZIONALE DEL MANIPOLATORE

E mentre voi sognate, lui, o lei, calcola.

Prende le misure, fa prove, sperimenta e si gioca il tutto per tutto per vedere fino a che punto può tirare la corda. Come abbiamo più volte detto, il manipolatore non prova empatia né sentimenti né rimorso o sensi di colpa, ha solo bisogno di continuare a sfruttare una situazione finché essa può procurargli un qualsiasi vantaggio. Voi non esistete, siete nulla, servite solo ad appagare esigenze momentanee e transitorie. Voi siete il suo giocattolo che quando si romperà getterà via per poi cercarne un altro. È brutale ma è così.

Dal momento in cui il manipolatore smette di indossare la maschera del seduttore, parte l'inizio della fine. Qualunque uomo o qualunque donna sanno perfettamente che cominciare a trattare male il partner potrebbe determinare conseguenze irreparabili. Ma a loro non importa nulla. Da quando comprendono di poter dare avvio ai maltrattamenti e alle vessazioni psicologiche hanno già in qualche modo deciso di perderlo. Si sono stancati, avvertono il bisogno di dover passare ad altro. È più forte di loro. Ci sono persone che richiedono più tempo per essere completamente asservite, altre meno. A seconda di quanto impiegheranno per sentirvi nelle loro mani, i manipolatori si comporteranno di conseguenza.

Ci sono vittime che cadono in pochi giorni, altre la cui capitolazione richiede anni. Ma dal momento in cui inizierete a sentire il bisogno della loro approvazione e del loro consenso per stare bene, la relazione sarà, per loro, terminata. Obiettivo raggiunto. E a nulla varrà recriminare, accusare, difendersi.

Più aumenteranno le richieste di spiegazioni e le rivendicazioni più i manipolatori prenderanno le distanze in maniera glaciale e inaccettabile. Il peggio che si possa fare in questo caso è metterli di fronte alle loro responsabilità.

Ho conosciuto uomini che hanno fatto lasciare marito e figli alle proprie vittime per poterle avere a totale disposizione, e poi le hanno accusate di essere delle poco di buono, perché delle donne serie non avrebbero mai smantellato una famiglia.

Ho conosciuto donne innamorate e coraggiose disposte a tutto pur di vedere coronata la loro storia d'amore, incolpate di aver abbandonato i rispettivi compagni per un futuro «incerto».

Ho avuto a che fare con donne che si facevano credere delle devote geishe completamente dipendenti dai loro uomini, ma che di punto in bianco si trasformavano in arpie fredde e senza pietà solo per farsi mantenere, avere figli, dopodiché condurre doppie o triple vite per colmare la propria noia.

I manipolatori sottopongono le loro vittime a prove disumane, ma si dissociano dagli esiti delle stesse utilizzandoli come pretesti ulteriori di umiliazione e denigrazione. Le conducono a scelte estreme e destabilizzanti per poi rinfacciargliele alla prima occasione utile.

Conobbi uno di questi soggetti che si era sapientemente insinuato nella crisi di coppia di una giovane madre sposata da poco e che, dopo aver fatto innamorare la ragazza, le aveva chiesto di lasciare il marito per provargli il suo vero amore. Lei, già resa fragile da una relazione insoddisfacente e con due gemelli piccoli dei quali occuparsi, aveva completamente perso la testa per quell'uomo che l'aveva riempita di promesse e illusioni e non aveva tardato molto a lasciarsi convincere, prendendo una decisione che le sarebbe costata cara per il resto della vita. Non solo la promessa di andare a vivere con lei non appena si fosse liberata dal marito non venne mai mantenuta ma, ottenuta con grande fatica la separazione dopo una guerra sanguinosa che aveva visto coinvolte persino le famiglie d'origine, la donna si sentì anche rinfacciare di essere «poco seria» e inaffidabile proprio da chi l'aveva spinta a un'iniziativa tanto avventata. «Come l'hai fatto con tuo marito, potresti farlo un giorno con me»: ecco le parole con le quali questo soggetto immondo liquidò quella donna innamorata, che aveva solo voluto dimostrargli quanto tenesse a lui. Di storie simili ne ho sentite a decine.

La cattiveria insita nel manipolatore

«Psicopatici?», mi chiese un giorno una collega. «Sotto certi aspetti, peggio», risposi io. «Lo psicopatico ha l'alibi di una malattia riconosciuta come tale; questi sono, invece, soggetti definiti spesso psichiatricamente normali».

«Sadici, allora?», domandò un corsista. In verità non intendo definire questi soggetti, perché sono talmente pericolosi e determinano sì tali gravissime conseguenze, che mi sento di equipararli solo ai criminali. Criminali superficiali con una visione della vita basica e privi di sentimenti. Sono degli inetti emotivi tronfi e pieni di sé che vivono come sanguisughe, avendo quale unica regola di vita lo sfruttamento degli altri.

La loro esistenza, caratterizzata da un vuoto emotivo cosmico, è finalizzata a ottenere un tornaconto da ogni singola parola o azione. Covano rabbia e soprattutto invidia per chi possiede più di loro, e nella categoria rientra chiunque sia dotato di sentimenti o di un animo sensibile.

Il contatto con persone solari, empatiche e di buon cuore getta i manipolatori in una profonda crisi di identità. Quando hanno a che fare con persone migliori di loro, praticamente sempre, desiderano impossessarsi delle loro qualità, farle proprie, consapevoli di non valere umanamente nulla.

E l'unico modo a disposizione per appropriarsi di doti che non possiedono consiste nell'inquinare e denigrare ciò che di buono e bello ricevono dagli altri. Non si limitano a non contraccambiarlo: devono proprio deturparlo.

Soprattutto il sentimento d'amore, a loro completamente estraneo, va calpestato. Ecco perché si perde la dignità restando al loro fianco. Poiché disprezzano l'amore e chi è capace di amare, danno il peggio di sé. Fanno sentire le loro vittime inutili, indegne, di scarso valore, inconsistenti, brutte, banali. Esattamente quello che sono loro. Ma attraverso un'abile alterazione della realtà proiettano i loro innumerevoli difetti su chi si sente loro legato.

«Non possono esistere persone senza cuore!», mi urlò in faccia una ragazza piangendo, dopo avermi raccontato le brutalizzazioni psicologiche a cui il suo compagno la sottoponeva da anni solo perché era riuscita a fare, a differenza di lui, una brillante carriera universitaria come ricercatrice. La derideva e scherniva davanti ad amici e colleghi per una leggera balbuzie che la giovane si portava dietro da quando era bambina. Lei parlava in pubblico e lui le faceva il verso.

Invece sì: le persone senza cuore esistono e questa è una realtà che va accettata.

Se ci si ostina a negare che le persone negative, cattive e senza scrupoli sono in mezzo a noi e sono anche numerose, si mistifica la realtà, esattamente come fanno loro. È un passaggio difficile nella vita di una persona buona riconoscere e subire la malvagità altrui, ma identificare razionalmente quanto sta capitando aiuta ad affrontare meglio il dolore che ne deriva e a evitarlo in futuro.

Una volta individuati, i manipolatori vanno lasciati perdere, mollati, abbandonati in balia di se stessi e della loro grama esistenza, perché soluzioni alternative non possono che causare la perdita della propria autostima e personalità, oltre alle ulteriori possibili gravi conseguenze, di cui ci occuperemo più avanti.

I manipolatori non solo non possono cambiare, ma cercano di cambiare gli altri in peggio. Sono dunque contagiosi.

L'ANNIENTAMENTO COME POSSIBILE RISCHIO DELL'ADATTAMENTO DELLA VITTIMA

Nella relazione con un manipolatore, arriva sempre un momento in cui si smette di illudersi di poter cambiare l'altro. Si abbandona la speranza e il pensiero magico si indebolisce per lasciare spazio all'amarezza e allo sconforto.

Si inizia a mettersi in discussione, a credere di non essere adeguati, a convincersi di valere poco e, nel tentativo di salvare in qualche modo quel che resta dell'immagine di se stessi e mantenere a galla il rapporto, si modifica il proprio modo di essere. Ci si comincia a trasformare per cercare di restare accanto al manipolatore e soprattutto farsi amare. La metamorfosi riguarda, quindi, non soltanto i carnefici ma anche le vittime. I primi la usano per abbindolare le prede e rendersi credibili; le seconde per entrare in empatia con loro nella speranza di placarne l'aggressività e porre fine ai maltrattamenti. Ma a un certo punto si crolla. Non ce la si fa più.

Dopo aver fatto ricorso a tutte le proprie risorse per sperare, illudersi, adattarsi e cambiare, si inizia a comprendere che la situazione resterà immutata e subentra l'angoscia. Il fatto è che ci si è indeboliti troppo. Si è dato fondo a tutte le risorse energetiche possibili e si brancola nel buio.

Ho visto donne forti trasformarsi in zerbini sui quali lasciavano pulire quotidianamente i piedi ai propri manipolatori; donne fragili diventare pantere agguerrite; uomini dalla personalità strutturata perdersi dietro a fedifraghe calcolatrici; uomini infantili costretti a crescere con rapidità per tener testa alla cattiveria di chi voleva asservirli e calpestarli.

La conclusione è che dalle dinamiche manipolatorie si esce in ogni caso annientati.

La speranza, in questo tipo di relazioni, è veramente l'ultima a morire e basta un nonnulla per replicare una sofferenza che, se non viene drasticamente bloccata da chi la vive, è destinata a reiterarsi all'infinito.

Nella violenza psicologica, infatti, la difficoltà maggiore risiede nel fatto che le vessazioni non sono sempre costanti e continuative ma subiscono spesso interruzioni, durante le quali la vittima si illude che il rapporto possa tornare come prima.

Subire una violenza costante e continuativa consentirebbe prima o poi di sottrarvisi per esasperazione, ma il manipolatore abile riesce di solito a dosare piacere e dolore. Riconoscere questa alternanza è un'operazione complicata per la maggior parte delle vittime, che vivono un altalenare di sensazioni positive e negative e non riescono a capire di essere prede di un gioco malato.

Difficilmente un manipolatore maltratta di continuo, più frequentemente tenderà ad alternare momenti di vessazioni ad altri di dolcezza ed empatia.

Ogniqualvolta la vittima avrà modo di rivedere, anche solo per pochi istanti, il lato positivo del proprio carnefice, la maschera che l'aveva fatta avvicinare a lui, finirà per rimanere e replicare la dinamica perversa che tanto eccita chi l'ha determinata.

Durante la fase di annientamento si perde completamente il contatto con se stessi, con la propria vera natura. Si diventa qualcos'altro per restare, per resistere o a volte anche solo per sopravvivere.

Ci sono manipolatori talmente abili da riuscire a far credere alle proprie vittime che senza di loro non sarebbero niente. Allora il rapporto diviene vitale. La propria esistenza fuori dalla relazione perversa non è neppure ipotizzabile. Spesso in questa trappola cadono persone con un bisogno costante di emozioni forti, emotivamente immature per concepire rapporti equilibrati e inclini a pensare che qualsiasi tipo di relazione diversa da quella che stanno vivendo non darebbe loro una carica vitale. Senza dubbio, a livello di emozioni e coinvolgimento, poco è paragonabile a quanto si vive accanto a un manipolatore; ciò non toglie che la consapevolezza dei rischi che si corrono dovrebbe costituire un valido deterrente e incentivare a rifuggire relazioni di questo tipo.

È come guidare in autostrada bendati: un'emozione indiscutibilmente adrenalinica, ma cosa può succedere?

Sentirsi impotenti, disorientati, destabilizzati, distrutti non è per niente piacevole e sottopone a grossi rischi. C'è chi può permettersi di correrli e c'è chi è meglio che li eviti per non disinnescare problematiche, la scoperta delle quali potrebbe condurre anche a follia.

Stare in una relazione con loro equivale a giocare con il fuoco. Ci si illude di poter riottenere in qualche modo il controllo della situazione, ma le loro metodiche contraddittorie non consentono mai a chi le subisce di poter avere punti fermi.

Contrastarli scatena reazioni violente; assecondarli fa aumentare la loro carica aggressiva; ignorarli li disorienta e causa risposte imprevedibili.

L'unica soluzione possibile è la fuga, con la speranza che desistano dall'inseguire e si cerchino prede più vulnerabili. Ma il terrore che possano cambiare obiettivo si impossessa di chi li subisce e a volte si resiste solo per non lasciare il posto ad altri. Le vittime, infatti, sono spesso gelose del loro primato e faticano a lasciar andare il proprio carnefice per non essere sostituite.

Il caso di Ludovica: la donna forte, debole con gli uomini forti

Racconta Ludovica, 45 anni, avvocato:

Sono sempre stata una donna decisa e intraprendente. Prima di quattro sorelle, ho dovuto lottare fin da ragazzina contro la mia famiglia, tradizionalista e all'antica, per esercitare i miei diritti e ottenere un'autonomia che i miei genitori faticavano a concederci in ogni ambito della vita. L'esercizio di una professione in proprio, dopo anni di discussioni per non seguire le orme paterne da impiegato statale, costituiva il mio fiore all'occhiello ed ero molto fiera anche di come avevo impostato la mia vita sentimentale, che prescindeva da legami stabili e cristallizzati ma si basava sul mio estro del momento. Sapevo di essere volubile, e qualsiasi decisione che non ne avesse tenuto conto avrebbe rischiato di procurare danni ad altri e a me stessa. Fu per tale ragione che, anche laddove mi si erano presentate valide occasioni, decisi di non sposarmi né avere figli. Per indole mi aspettavo sempre qualcosa di meglio e sapevo che non avrei mai potuto fermarmi e accontentarmi. Questi erano i miei credo finché non incontrai D., un collega dai modi raffinati e gentili che seppe prendermi per il verso giusto; corteggiandomi assiduamente, senza però mai darmi certezze, riuscì a legarmi a sé in poco meno di un anno di frequentazione.

Era bello, intelligente, carismatico e molto dolce.

Non ce n'erano tanti come lui in giro e mi feci coinvolgere completamente dalla sua personalità, anche perché mi rispettava profondamente. Invece di entrare in competizione con me, come in passato avevano fatto molti uomini, partecipava attivamente alla mia vita e ai miei successi senza la pretesa di scatenare dinamiche simbiotiche che dopo un po' mi facevano mancare l'aria. Mi vedeva crescere professionalmente e gioiva con me, mi incentivava a percorrere nuove strade e contribuiva a stimolarmi con preziosi consigli e suggerimenti dei quali mi risultava sempre più difficile fare a meno. Avevo, allora, trentanove anni e lui quarantasette; quando mi propose di andare a vivere insieme mi sorpresi di me stessa per la gioia con cui accolsi la sua richiesta. Mi portò nella casa che abitava da solo da oltre vent'anni, e i primi tempi trascorsero in un incantevole idillio.

Ci scoprimmo improvvisamente entrambi con la vocazione per la vita a due e ci divertivamo a coccolarci e prenderci cura l'uno dell'altra come due ragazzini alle prime armi, con il desiderio costante di fare tutto insieme e di trascorrere la maggior parte del tempo possibile condividendo interessi ed emozioni.

Era la prima volta che provavo l'amore vero, ed era una sensazione meravigliosa.

Le cose cominciarono a cambiare quando, un giorno, D. dimenticò a casa il cellulare. Non mi sarei mai permessa di andare a leggere i suoi messaggi se non ne fossero arrivati in poco tempo tantissimi, con insistenza. Pensai si trattasse di un'urgenza, sapevo che era in trattative con un cliente importante e così decisi di visualizzarli: il mittente era una donna, distrutta dal dolore, che lo accusava delle peggiori nefandezze e gli imputava una recente gravidanza che aveva dovuto interrompere per il suo rifiuto di riconoscere il bambino. Non potevo crederci. Sconcertata e adirata, lo chiamai immediatamente dicendogli di precipitarsi a casa e gli raccontai quello che era appena successo. «Vedi di non rompermi le palle anche tu», rispose, «che è un attimo e ti faccio fare la fine di quella deficiente».

Non l'avevo mai sentito esprimersi così e mai avrei pensato che ne sarebbe stato capace. Ma i toni si accesero e lui diventava sempre più aggressivo e offensivo. Non capivo più con chi avessi a che fare.

Arrivò a casa poco dopo; io piangevo smarrita, col suo cellulare ancora in mano alla ricerca di ulteriori informazioni su quella che sembrava essere una vita parallela; mi strattonò per le spalle e schiaffeggiandomi la mano fece volare in aria il telefonino. «Ma come ti permetti di andare a frugare nella mia vita?», tuonò come un pazzo. «Ma chi sei? Che vuoi da me? Chi ti autorizza a leggere i miei messaggi?».

Sempre piangendo gli spiegai che non l'avrei mai fatto se non avessi pensato che avrebbero potuto riguardare il lavoro.

«Sei una povera cretina», continuò a gridare, «una scema che pensa di poter controllare la vita degli altri; ma tu non sai niente, niente di me!». Me ne stavo in effetti rendendo conto.

Fu un pugno nello stomaco a cui decisi però di soprassedere, memore delle meravigliose sensazioni che ci eravamo reciprocamente trasmessi negli ultimi due anni. Si impadronì di me il terrore di perderlo e feci appello a tutte le mie risorse per cercare di andargli incontro e comprendere il disagio che stava vivendo da quando avevo scoperto una faccenda così delicata. Forse prima o poi me ne avrebbe parlato di sua spontanea volontà, pensai, forse non avrei dovuto invadere in maniera così violenta i suoi spazi, forse è una storia vecchia che sta cercando di chiudere in tutti i modi per garantire un futuro a noi... Questi e altri pensieri analoghi accompagnarono le mie notti successive nell'attesa che D. tornasse a rivolgermi la parola. Quando si decise a farlo, però, i suoi modi erano radicalmente cambiati. Usai tutta la dolcezza e la remissività possibili per tornare a comunicare con lui, ma mi trattava male, con disprezzo. E non limitava gli insulti e i maltrattamenti all'episodio che avevo scoperto; li estendeva a ogni situazione. Improvvisamente ero diventata stupida, infantile, banale, inaffidabile, e più io cercavo di calmarlo e farlo ragionare spiegandogli che sarei passata oltre e che sarebbe stato sciocco da parte nostra rovinare tutto per nulla, più lui rincarava la dose.

«Pensi che sia scemo? Credi che non capisca i tuoi giochetti? Fai così affinché io possa tornare a fidarmi di te, ma sei una stupida pericolosa perché non ti fai i fatti tuoi, e se da un lato pontifichi l'autonomia e il rispetto dall'altro dimostri l'esatto contrario». Mi spiazzava. Forse aveva ragione, il mio in effetti era un modo per riportarlo a me e non mi sarebbe mai andato giù quel che avevo saputo. Gli proposi di affrontare con calma la questione, spiegandogli che sarei stata disposta ad ascoltarlo e capirlo e che provavo un'empatia sincera per quella donna che stava evidentemente soffrendo così tanto per lui. Non l'avessi mai detto. «È arrivata la buona samaritana, ti chiameremo santa Ludovica, provi empatia di che? Ma tu hai idea di che razza di essere immondo portava in grembo mio figlio? Tu non sai niente e niente saprai perché siete tutte un branco di zoccole a caccia di un pollo da spennare». Non c'era verso di farlo ragionare né su quell'argomento né su nessun altro. Tirai avanti ancora un anno, cercando tutti i sistemi possibili e immaginabili per poter comunicare nuovamente con lui, ma più ci provavo più mi massacrava psicologicamente.

Mi stavo riducendo uno straccio, in due mesi avevo perso dieci chili e la mia dignità era sotto i piedi. Mi sentivo in colpa, stupida, inutile, mi sembrava di aver rovinato ogni cosa. E non capivo il perché di tutta quella rabbia: io avevo perdonato, ero andata oltre, lui si era impuntato. Su cosa non l'ho ancora capito e ancor meno capivo perché mi restasse comunque a fianco. Forse solo per farmela pagare. Non mi parlava più, se ci provavo io mi aggrediva, se piangevo mi derideva e mi dava della debole; non mi sfiorava da mesi, avevamo smesso di fare l'amore e se a letto tentavo di avvicinarmi mi allontanava con un calcio. Fu mia madre, con la quale mi ero confidata, che, stanca di vedermi ridotta a quel modo, lo prese un giorno in disparte e minacciò di denunciarlo ai carabinieri per maltrattamenti se avesse continuato la relazione con me. Così dal giorno alla notte non lo vidi più.

Analisi del caso

Un'altra storia che suscita rabbia e indignazione. Come tante, senza dubbio, ma in questa in particolare si possono riconoscere modalità subdole e perverse. A Ludovica era stato fatto credere di essere stata scelta per la propria autonomia: un riconoscimento che le era sempre mancato da parte della famiglia, che la avrebbe voluta irregimentata e inquadrata in un tipo di vita più tradizionale.

D. si era presentato a lei come un uomo autonomo, libero, disposto a investire in una storia seria tanto da convincerla ad andare a vivere con lui. La nostra protagonista fa, a un certo punto, una scoperta che sarebbe stata destabilizzante per chiunque ma, consapevole di non aver agito correttamente nei riguardi del compagno controllandogli il cellulare, si mette in discussione e si dichiara disposta ad affrontare con lui la situazione critica. Una situazione che con tutta probabilità avrebbe fatto fuggire lontano molte altre donne. Ma Ludovica, razionale e assennata, opta per la risoluzione del problema e non per la fuga, in quanto anche indiscutibilmente innamorata.

Stanato e messo con le spalle al muro il manipolatore, però, perverte la realtà e, attraverso comportamenti e atteggiamenti aggressivi, getta la vittima nella posizione psicologica della colpevole.

Anziché concentrarsi sulle sue porcherie nei confronti delle due donne, D. cerca di distogliere l'attenzione da sé per farla concentrare sulla condotta tenuta dalla compagna, lesiva della sua *privacy*. Quale occasione migliore per lui dell'accusarla di aver utilizzato metodi poco ortodossi per conoscere parti della sua vita che intendeva tenerle nascoste?

Abbiamo visto però che Ludovica, quando ha preso in mano il cellulare del suo uomo, era in buona fede, pensava si trattasse di un cliente, ma anche laddove non lo fosse stata e avesse semplicemente desiderato investigare per sapere qualcosa di più su di lui il risultato non cambia. Conta quello che è emerso. Un evento che non andava tenuto nascosto nell'ottica della costruzione seria e progettuale di una relazione. La superiorità dimostrata dalla protagonista riguardo all'accaduto non serve, tuttavia, a placare il colpevole il quale, anziché assumersi le proprie responsabilità, accusa prima l'amante, poi Ludovica, infine l'intera categoria femminile, che etichetta volgarmente. Non è raro incappare nella misoginia di questi soggetti, i quali di solito non impiegano molto a manifestare un vero e proprio odio nei confronti delle donne. L'episodio fornisce all'uomo il pretesto per vomitare tutto il disprezzo covato nei confronti dell'ignara vittima che, nonostante cerchi di adattarsi alla sua rabbia e di cambiare modalità comportamentali per restargli accanto, non ottiene risultato.

Se gli avesse risposto con rabbia e aggressività avrebbe ottenuto, del resto, ancora meno. Siamo ancora una volta di fronte a un caso di «come la si fa si sbaglia».

LE CONSEGUENZE FISICHE E PSICHICHE DELLA MANIPOLAZIONE MENTALE

Le conseguenze di natura fisica e psicologica derivanti dal rapporto protratto nel tempo con un manipolatore relazionale possono essere estremamente gravi.

La permanenza prolungata in una situazione nociva logora anche le persone più resistenti, e le forme che può assumere tale logorio sono le più varie. Quando si vivono problematiche relazionali serie spesso si tende, purtroppo, a sottovalutare la propria salute e i segnali che il corpo ci invia, concentrati come si è a cercare di fare funzionare il rapporto viziato. Il più delle volte ci si rende conto di avere qualcosa che non va quando è ormai troppo tardi e i sintomi si sono manifestati nella loro gravità senza che sia più possibile porvi rimedio, se non attraverso il ricorso a terapie mediche e farmaci. Accade soprattutto a quelle persone che tendono a trattenere il dolore dentro, senza manifestarlo esternamente, e che faticano a esprimere un'aggressività che, in alcuni casi, può rappresentare un valido aiuto per la gestione della sofferenza derivante dal rapportarsi, per lunghi periodi, con i manipolatori. Si può arrivare alla pazzia se non ci si ferma al momento giusto e non sono poche le situazioni cui ho assistito di donne che, per resistere nella relazione, sono state colpite da gravissimi esaurimenti nervosi o incurabili depressioni.

Ecco perché, quando si vive una storia malata, è così importante ascoltare il proprio corpo.

LO STRESS

Trattenere troppo a lungo un dolore ingenera stress, e lo stress fa ammalare.

Numerosi studi e ricerche condotti negli ultimi decenni da esperti della psicosomatica (quella branca della medicina che pone in relazione la mente con il corpo) hanno, infatti, dimostrato l'esistenza di una stretta correlazione tra sofferenza emotiva e malattia. La prima è stata collegata a disturbi cardiaci, sindromi degenerative, patologie del sistema immunitario e forme tumorali di vario tipo.

Corpo e mente non sono, dunque, due mondi separati ma si influenzano reciprocamente, e occorre aver cura sia dell'uno che dell'altra per poter stare bene. Lo stress derivante dalla perversione relazionale, invece, va a minare, entrambi logorando, poco alla volta, il benessere di chi lo subisce.

Tecnicamente, lo stress è quella condizione che consente all'organismo di adattarsi a qualunque sollecitazione a cui venga sottoposto: se positiva, darà luogo a stimolazioni costruttive; per esempio, una promozione lavorativa comporta sì maggiori responsabilità ma anche notevoli soddisfazioni. Si parla, in tal caso, di *eustress*, quel grado ottimale di tensione che affina le capacità di apprendimento, concentrazione e risoluzione creativa dei problemi. Se le sollecitazioni sono invece negative, scatenate da una relazione frustrante e violenta con un manipolatore, per esempio, si parla allora di *distress*, o stress negativo.

La paura, i sensi di colpa, la rabbia e l'impotenza che abbiamo descritto nelle pagine precedenti sono solo alcune delle cause psicologiche atte a ingenerare uno stato di stress negativo nella persona che le vive, la quale si ritrova, suo malgrado, a compromettere gravemente il proprio stato di salute non riconoscendole.

Ognuno, infatti, risponde soggettivamente al dolore emotivo: così per alcuni i primi sintomi potranno consistere in disturbi del cuore e della circolazione; per altri in dolori gastrointestinali, ulcere, cefalee; per altri ancora in disturbi del sonno e dell'alimentazione, malattie della pelle e indebolimento del sistema immunitario.

Si assiste spesso anche a un calo di energia che si trasforma presto in una stanchezza cronica, con diminuzione dell'attenzione e della capacità di giudizio. Anche i comportamenti si modificano, diventando spesso inopportuni. Ed ecco aumentare l'aggressività, spesso accompagnata da scarsa tolleranza e adattabilità, o da assenteismo sul lavoro; possono nascere, o rafforzarsi se già presenti, dipendenze quali quelle da sigarette, alcool, droghe in genere, psicofarmaci, gioco d'azzardo o sesso.

L'ANSIA

Buona parte degli atteggiamenti disfunzionali citati è da imputarsi al tentativo disperato di gestire l'ansia derivante da questo genere di rapporti disturbati. Sì, perché proprio l'ansia che si vive quando si inizia a capire di avere a che fare con persone ambigue e inaffidabili è uno degli aspetti più difficili da controllare.

Così la definisce il dizionario Zingarelli:

> «Stato emotivo spiacevole, accompagnato da senso di oppressione, eccitazione e timore di un male futuro, la cui caratteristica principale è la scomparsa o la notevole diminuzione del controllo volontario e razionale della personalità».

Si tratta di un particolare stato di conflittualità psicofisica consistente in una tensione dolorosa tra la parte emotiva e quella cognitiva dell'individuo e che determina uno stato insostenibile di profonda difficoltà adattativa.

La vittima, per esempio, capisce di stare vivendo qualcosa di sbagliato, ma la sua parte emotiva non vuole razionalizzarlo e preferisce perseverare in una situazione dolorosa piuttosto che provare a cambiare schemi comportamentali. È quello che si verifica quando si decide di rimanere accanto a manipolatori relazionali e vampiri energetici in genere: ci si rassegna a vivere in uno stato d'allerta continuo che arreca solo malessere e che si cerca di mitigare anestetizzandosi nei modi più dannosi che si conoscano.

✓ Il caso di Floriana: la donna che somatizzava l'ansia

Racconta Floriana, 53 anni, imprenditrice:

Erano mesi che non riuscivo a dormire, da quando L., col quale avevo cominciato una relazione un anno prima, aveva iniziato ad assumere atteggiamenti che non riuscivo a spiegarmi. Era andato tutto a meraviglia fino a Natale, poi, dopo aver ricevuto una telefonata dall'ex moglie, del cui contenuto fui tenuta all'oscuro, prese a trattare male me.

Sapeva che ero molto innamorata di lui e avevamo fondato il nostro rapporto, poiché reduci entrambi da due storie finite davvero male, sulla confidenza massima e il rispetto reciproci. Ma da quel Natale in poi qualcosa nel nostro rapporto era cambiato, perché lui aveva cominciato a essere freddo, distante, nervoso, e qualsiasi pretesto era diventato buono per attaccarmi.

Non riuscivo a difendermi e ogni volta in cui tentavo di affrontare l'argomento, lui mi metteva a tacere intimandomi di lasciarlo in pace, perché aveva già abbastanza problemi senza che mi ci mettessi anch'io a rompergli le scatole. Cominciai presto ad accusare fortissime emicranie che mi indussero a consultare diversi medici ma, fortunatamente, niente di grave fu scoperto. Tuttavia, non riuscivo più a dormire se non con dosi massicce di calmanti e sedativi cui decisi di aggiungere alcool per amplificarne l'effetto.

Avevo sempre amato bere, in compagnia, intendo, con gli amici, in occasione delle numerose uscite che si presentavano durante la settimana, e l'effetto soporifero che su di me aveva sistematicamente avuto l'alcool mi spinse a farvi ricorso in maniera sempre più preoccupante, a mano a mano che il tempo passava e i miei disturbi fisici si intensificavano.

Non lo facevo per ricevere le attenzioni di L.; giuro che se avessi potuto, l'avrei evitato volentieri, solo che non riuscivo a placare in altro modo il mio disagio, che era chiaramente legato alla mia incapacità di tenere testa alla sua distanza e ai suoi modi aggressivi.

Le dosi usuali di medicinali e alcool, però, persero il loro effetto in un periodo relativamente breve e mi trovai costretta a intensificarle sempre più. Quantomeno riuscivo a dormire e non pensare.

I sogni comunque erano sempre cupi, bui; mi risvegliavo a intervalli durante la notte in bagni di sudore che mi stavano portando a una lenta disidratazione, che a sua volta acuiva il mio malessere.

Mi resi conto di avere un problema serio quando, per due mattine di fila, non riuscii a sentire la sveglia. Non mi era mai successo prima e lui non mi aveva chiamata, pur alzandosi di solito prima di me. Quando gli chiesi spiegazioni riguardo a quell'ulteriore discutibile condotta mi rispose che gli faceva schifo, proprio così disse, schifo, toccare, anche solo per svegliarla, una che puzzava d'alcool come me.

Il giorno seguente fissai un appuntamento con uno psicoterapeuta e nel giro di sei mesi riuscii a uscire da un principio di alcolismo e da quella che era diventata la più squallida relazione che avessi mai vissuto.

I mal di testa sparirono per incanto e all'alba dei cinquant'anni ripresi in mano la mia vita, felice di essere riuscita ad attuare un cambiamento così importante.

L'ansia è uno stato emotivo non sempre facile da riconoscere; spesso scatta quando iniziano a cambiare gli usuali schemi comportamentali del manipolatore relazionale che mira a destabilizzare la vittima. Quest'ultima, di frequente incapace di farvi fronte, tenta di anestetizzare la sofferenza emotiva che ne deriva facendo ricorso a droghe, alcool e farmaci.

Vi sono, infatti, momenti in cui il disagio diventa talmente intollerabile da determinare uno stato di totale paralisi e impotenza, ed è proprio allora che la soluzione più semplice sembra consistere nel ricorso ad «anestetici» dell'anima. Così chi ha una tendenza alle dipendenze le cristallizza rischiando di cronicizzarle, chi non ce l'ha rischia la loro insorgenza.

Non si può, comunque, sostenere che tutte le persone che vivono l'ansia dovuta al rapporto con un manipolatore cadono in questa ulteriore trappola, tuttavia ne ho viste davvero tante mettere seriamente in gioco la propria salute: un fattore importante da prendere in considerazione quando si decide di restare in una relazione perversa.

La protagonista della nostra testimonianza, per esempio, trovandosi spiazzata di fronte all'inaspettato cambiamento caratteriale del compagno, e non sapendo come gestire lo stress, manifestato principalmente attraverso l'insonnia, si è rifugiata nell'alcool accompagnandolo all'assunzione di farmaci per aumentarne l'effetto. Floriana, come racconta, si limitava a qualche bevuta in compagnia senza vederci, dunque, un possibile rimedio a un disagio. Ma, come si sa, la mancanza di sonno protratta nel tempo logora; non riuscendo a risolvere il problema con i farmaci regolarmente somministrati, Floriana ha deciso di associarvi una sostanza dannosa che ha iniziato a percepire come lenitiva. Da lì alla dipendenza il passo è stato breve e, come è noto, ogni dipendenza costituisce un tunnel nel quale si entra facilmente ma dal quale non si sa se e quando si potrà uscire.

LE CONSEGUENZE DELL'ANSIA

L'ansia insorge, dunque, con i primi cambiamenti caratteriali e comportamentali del manipolatore relazionale e tende a persistere per tutta la durata della relazione e anche oltre.

In una prima fase a provocarla è, come abbiamo visto, la scoperta di una persona diversa da quella che si pensava di conoscere.

In una seconda fase l'ansia aumenta a mano a mano che ci si rende conto che colui al quale ci si ritrova emotivamente legati non torna più a essere quello di prima. La delusione è cocente, ma anche quando si realizza di essere caduti in una trappola nasce la paura di essere abbandonati, una delle contraddizioni più pericolose nelle quali si incorre in questo genere di relazioni.

Da un lato si inizia a comprendere di essere stati ingannati, dall'altro si teme di perdere l'artefice dell'inganno. Gli schemi relazionali destabilizzanti che tipizzano la relazione con un manipolatore concorrono ad amplificare l'incertezza e l'angoscia della vittima la quale, per adattarsi di volta in volta alle contraddizioni e incongruenze che vive, si troverà costretta a modificare non soltanto le proprie azioni ma anche la propria personalità, fino ad arrivare a non riconoscersi più.

I disturbi più gravi di natura psicologica derivano, infatti, dai reiterati tentativi di adattamento a una situazione disfunzionale che con il passare del tempo diventa sempre più dolorosa.

L'autostima crolla, con il risultato di una serie di reazioni a catena che, benché diverse da persona a persona, sono unite da un comune denominatore: procurano molta sofferenza a chi le vive.

C'è chi sviluppa nevrosi, disturbi ossessivo-compulsivi, attacchi di panico; chi si isola e si rinchiude in se stesso; chi sviluppa tratti di personalità borderline. Non sono rari i quadri patologici che si vengono a delineare a seguito dei reiterati tentativi di adattamento perennemente frustrati.

Si può tranquillamente asserire che un rapporto con un alto grado di coinvolgimento protratto con un manipolatore relazionale può condurre alla follia.

E chi l'ha vissuto lo sa bene. Spesso si tratta della slatentizzazione di disturbi psichici che erano latenti e che forse, se non si fosse presentata la funesta occasione di un così spiacevole incontro, non si sarebbero mai manifestati.

A furia di tentativi falliti e iniziative vanificate, spesso la vittima crolla letteralmente, rinchiudendosi in se stessa e rischiando di entrare in quella voragine senza uscita che prende il nome di depressione e che costituisce una delle più gravi malattie nelle quali ci si possa imbattere.

I suoi sintomi sono analoghi a quelli dello stress e anche in questo caso l'identificazione non è facile. Tuttavia, tristezza continua e ansia, perdita di interesse per le attività quotidiane e mancanza di energia, difficoltà di concentrazione o memoria accompagnate da disturbi del sonno, irritabilità, senso di impotenza e inutilità, pensieri di morte e fantasie suicide dovrebbero rappresentare dei campanelli di allarme sufficienti a indurre a consultare un medico. Spesso, però, il timore di un suo giudizio procura forte imbarazzo.

L'OSSESSIONE

In fondo, quando l'amore fa male tutti sanno che bisognerebbe abbandonarlo, e alla vergogna di vivere una situazione che ci danneggia si aggiunge quella del giudizio altrui. La vittima di manipolazione ha paura della diagnosi, perché decreterebbe il crollo del sogno che la stessa cerca faticosamente di continuare a tenere in vita nella propria testa malgrado la realtà.

Spesso si presume di poter fronteggiare da soli problemi che richiedono un supporto specialistico e quando ci si rende finalmente conto che si ha bisogno di un aiuto esterno spesso è già tardi.

Troppe sono le persone che ho visto disintegrarsi emotivamente all'interno di relazioni perverse. Donne e uomini che ripetevano in continuazione le stesse cose, domandandosi il perché fosse capitato proprio a loro. Sguardi spenti e vuoti, privi di qualsiasi luce, che vagavano nel nulla alla ricerca di risposte che nessuno, all'infuori degli stessi interessati, avrebbe potuto dare.

Il danno non riguarda direttamente, infatti, i soli interessati ma anche chi sta loro attorno: parenti, amici, colleghi. Come se fossero state contagiate dal vampirismo energetico, le vittime diventano letteralmente insopportabili per chi le circonda. Prive di punti di riferimento, insicure, spaventate e destabilizzate, cercano con ossessività rassicurazioni e conferme da chiunque.

Gli amici non bastano più, i familiari non capiscono, ogni occasione è buona per parlare della loro storia e di quanto stanno vivendo nella vana speranza di trovare una spiegazione a quello che non vogliono in alcun modo riconoscere.

E guai a chi le mette di fronte alla verità.

Provare a dire a una persona prosciugata da un manipolatore relazionale che quest'ultimo è un essere abietto che si sta prendendo gioco dei suoi sentimenti equivale a perderla.

La negazione della realtà accomuna, infatti, la maggior parte delle vittime, che non concepiscono di veder crollare il loro mondo incantato. Un giorno mi venne la malsana idea di mettere un'amica, vittima di un manipolatore relazionale, di fronte a quella che ritenevo essere la sua situazione effettiva, per aiutarla ad aprire gli occhi e razionalizzare ciò che stava vivendo, ma mi resi conto a tempo di record che stavo rischiando di perdere la sua amicizia. Quando chi subisce è a caccia di risposte o conferme, desidera soltanto che vengano assecondate le proprie aspettative.

Esprimere una personale opinione, lucida e neutrale, non è contemplato.

In quella maniacale e ossessiva ricerca di risposte, la vittima desidera soltanto essere rassicurata e compresa.

Bisogna procedere con molta cautela nel formulare sentenze sui carnefici, poiché chi ha a che fare con loro non è mai pronto a sentirsi rivelare la verità. Anche se dall'esterno appare chiaro cosa sta accadendo, anche quando si hanno in mano prove tangibili che il manipolatore sta massacrando la propria preda, meglio evitare i giudizi e cercare di mantenere una sorta di neutralità che salvaguardi chi si vorrebbe proteggere e *in primis* se stessi. Sì, perché ci si trova di fronte a un'altra delle conseguenze psicologiche devastanti che questi soggetti determinano: il contagio. Infatti, i manipolatori trasmettono energie negative alle loro vittime, le quali a loro volta cercano di infonderle ad altri.

LE REAZIONI DEL MANIPOLATORE DI FRONTE AL CROLLO DELLA VITTIMA

Far capire a un manipolatore che si è compreso il suo gioco può distoglierlo dai suoi subdoli intenti, vanificandoli integralmente.

La vittima in cuor suo lo sa e, per paura di perderlo, continua a giocare, compiacendosi spesso nell'ostentare la propria sofferenza. E questo è uno degli aspetti più interessanti della perversione relazionale.

È infatti difficile che un manipolatore si blocchi o modifichi i propri schemi comportamentali a fronte di una sofferenza manifestata; anzi, di solito avviene esattamente il contrario. A mano a mano che si rende conto dell'effetto che produce sulla propria vittima, prova gusto a osservare lo spegnimento fisico e psichico che determina e rincara, allora, la dose infierendo sadicamente, come a voler «tener su di giri» chi ogni giorno vede morire un po' di più.

Una delle tentazioni più diffuse per le persone che vivono questo incubo è manifestare la propria sofferenza nella speranza di suscitare nei loro carnefici commiserazione e provocare, se non la fine delle vessazioni, quantomeno delle pause.

Come la parola magica «arimo», che da piccoli interrompeva il gioco e metteva al sicuro, la vittima si illude, scaricando addosso al carnefice tutto il suo dolore, di poter interrompere l'escalation della violenza.

Ma non funziona così.

I pietismi con loro, che pietà non hanno, non attecchiscono in alcun modo. Anzi, spesso li irritano. Ricordo di una donna soggetta a frequenti attacchi di panico che la terrorizzavano a morte. Questi ricorrevano ogni volta in cui incappava in un diverbio *double bind* con il suo manipolatore: si sentiva talmente male da dover spesso fare ricorso all'ausilio di medici.

«Sa cosa fa mio marito ogni volta in cui mi siedo cercando di respirare meglio poiché mi sento mancare l'aria?», mi chiese. «Mi imita. Sbeffeggiandomi ed esasperando reazioni che non posso in alcun modo controllare. Non riesco a descrivere quello che si prova quando si sente di non aver più alcun controllo di sé. Figuriamoci poi se la persona che dovrebbe starti più vicina e cercare di supportarti ti deride pure». Non c'è nulla, ormai, che mi stupisca dei racconti delle vittime.

La reattività dei manipolatori ai disagi e ai disturbi vissuti da chi li subisce fondamentalmente è sempre aggressiva e basata sulla ridicolizzazione e sulla banalizzazione dei problemi e dei sintomi.

Mi sono chiesta a lungo come sia possibile non provare la minima pietà nei confronti di chi sta soffrendo, ed ecco la mia conclusione: va fatta una distinzione tra manipolatore con personalità, e relativa sfera dell'affettività, più o meno compromessa. Quando la compromissione è relativamente grave la ridicolizzazione e la banalizzazione dei disagi delle proprie vittime possono costituire uno strumento di difesa e di deresponsabilizzazione che aiuta, in maniera infantile, a sminuire il danno arrecato.

Nei casi di compromissione più grave, invece, freddezza, distacco e ostilità nei confronti di chi manifesta un disturbo sono reali e funzionali a ribadire il controllo e la posizione di dominio sulla vittima. *Sadismo* sarebbe forse il termine più adatto. Personalmente ritengo che l'organismo spesso si ammali per cercare una via d'uscita alla situazione stressante a cui è sottoposto.

Dopo svariati tentativi risultati vani, infatti, la vittima non sa più che pesci pigliare e l'unica possibilità per modificare la relazione consiste spesso nell'estremo, patetico, tentativo di acquisire un certo controllo sulla dinamica relazionale perversa attraverso la malattia. Si tende, infatti, a pensare che una volta assunto il ruolo della persona bisognosa di accudimento (fisico, spirituale o entrambi), forse le cose cambieranno e il carnefice, indotto a compassione, cesserà di continuare il suo incomprensibile e doloroso gioco. Come fanno i bambini piccoli o gli animali indifesi maltrattati, la vittima tenta di parare i colpi che è abituata a incassare illudendosi di poter diventare impermeabile attraverso la malattia.

Si tratta di una delle dinamiche relazionali più tristi alle quali mi sia capitato di assistere, e i suoi segni della sofferenza restano irreversibilmente incisi non solo sull'anima ma anche sul corpo e sul viso di chi li subisce.

Lo sguardo di chi è stato abusato psicologicamente è, purtroppo, inconfondibile e richiama quello dei cani dietro le sbarre di certi canili.

Ho visto lineamenti modificarsi e plasmarsi sulla sofferenza: linea delle labbra all'ingiù, rughe di espressione tirate, colorito spento, corpi emaciati o sformati. Sono pochissime le persone che non manifestano conseguenze a livello fisico e si tratta perlopiù di soggetti che, per una ragione o per l'altra, si sono fatti coinvolgere in misura relativa dalla relazione.

Il tradimento da parte del corpo e della psiche subito dalla vittima viene a costituire un'ulteriore occasione di aggressività per i carnefici, che infieriranno ancora di più sui cambiamenti in negativo di cui sono all'origine ma di cui riusciranno a far sentire responsabile, ancora una volta, chi ha l'unica colpa di amarli.

COME USCIRE DALLA RELAZIONE PERVERSA

Il crollo della relazione costituisce sempre una tragedia vera e propria per la vittima che lo subisce. Benché da un certo punto in poi sia palese per chiunque, dall'esterno, quale possa essere l'epilogo di un rapporto come quello descritto, l'unica a sembrare puntualmente colta di sorpresa da una «morte annunciata» è sempre e solo la vittima.

Del resto, tutti i tentativi attuati e i sacrifici sopportati per mantenere un vincolo disumano sembrano finalizzati al conseguimento di un premio che, se non arriva (e non arriva mai), lascia chi ha subito in uno stato di disperazione profonda. Eppure, malgrado la disperazione che si vive all'interno della relazione perversa, l'idea di venirne fuori appare paradossalmente inconcepibile. Quando il rapporto inizia a vacillare seriamente si aziona uno stato di panico paralizzante che porta la vittima ad assecondare ulteriormente il proprio carnefice per paura di perderlo. È questo forse uno degli aspetti maggiormente inquietanti del fenomeno relazionale: più si sta male più è difficile andarsene. Eppure fuggire è vitale, anche perché i manipolatori non mollano quasi mai le loro prede, o almeno non finché non le hanno completamente prosciugate.

Prepararsi alla fuga è uno sforzo che richiede il mantenimento di almeno un minimo di energia. Vedremo quali strumenti utilizzare per andarsene e non tornare mai più.

LA FINE DELLA RELAZIONE

È come se la vittima non ci potesse credere. Sì, perché aspettava una ricompensa per aver tollerato tanto, pensava di aver conseguito dei meriti per essere rimasta a farsi schiacciare ed essersi ridotta a nullità in balia degli umori altalenanti e della violenza del partner. Ma la ricompensa non solo non arriva; il più delle volte subentra anche la beffa. Mentre, infatti, inizialmente la vittima pensava che sopportando, riadattandosi, plasmandosi e resistendo l'altro avrebbe potuto innamorarsi perdutamente e tornare a essere quello di un tempo, in seguito scopre invece che quello che le giurava amore eterno contemporaneamente chiedeva un figlio a un'altra. O che mentre con lei piangeva, implorava e si appellava a un'infanzia infelice scusandosi per averla trattata male, corteggiava e idolatrava la sua migliore amica facendola sentire una regina e parlando al contempo male di lei.

La vittima scopre, insomma, che all'epilogo dell'incubo vissuto per molto tempo non solo non c'era alcun premio ad attenderla ma si celavano, al contrario, subdoli inganni degni di un truffatore da due soldi.

Il principe, a un certo punto, getta la maschera e si rivela un orco.

Nella fase finale del rapporto, dopo che la vittima è stata integralmente prosciugata e non rimane più nulla di cui depauperarla, l'usuale malvagità del manipolatore aumenta esponenzialmente e non sarà, allora, risparmiato più alcunché. Ingiurie, umiliazioni, denigrazioni: tutto verrà amplificato, con relativo, inevitabile aggravamento del dolore della vittima, costretta, ancora una volta, a tirar fuori il peggio di sé.

Quando i manipolatori decidono di andarsene perché, voi vittime, non servite più, portano sempre con sé una rabbia cieca e distruttiva che continuerà ad abbattersi su di voi anche dopo che sono state prese le distanze, perché viene loro a mancare il giocattolo su cui potevano dar sfogo alle proprie frustrazioni.

In realtà, è abbastanza difficile che se ne vadano da soli: sarebbe un regalo troppo grande da parte loro; più frequentemente inducono voi a scappare.

Di solito prendono l'iniziativa solo nei casi in cui trovano qualcuno di più appetibile che faccia loro pressioni per avere l'esclusiva. Altrimenti restano. Restano per farvi dispetto e lasciarvi in una storia putrefatta che non vi consente di ricostruirvi una vita. Restano perché possiate avere sempre davanti agli occhi un amore tradito e finito che possa farvi soffrire ancora. Restano per assistere, soddisfatti, al vostro dolore, ancora più intenso se sarete costretti a dover agire per sottrarvi alla relazione. È uno degli aspetti più crudeli del loro modo d'essere.

Anche laddove non costerebbe loro nulla troncare e lasciarvi liberi, tendono comunque a continuare a perpetrare la propria perversione facendovi assistere allo scempio. È il momento in cui tutto diventa possibile e la violenza raggiunge soglie di parossismo molto pericolose. Mentre la vittima implode o, a seconda della personalità di base, esplode, sotterrando definitivamente quel che restava della propria dignità, il manipolatore perverso si accanisce e a fronte di ogni atto di umiliazione, richiesta o supplica assesta colpi sempre più duri.

Nell'analisi di questa dinamica spesso ho notato l'efferata crudeltà delle manifestazioni comportamentali da entrambe le parti, e mi sono domandata come fosse possibile raggiungere livelli così disumani tra esseri umani.

La violenza che caratterizza la chiusura di queste relazioni è finalizzata, nella mente del manipolatore, a distruggere simbolicamente la figura iniziale specchio di sé che lo ha così profondamente deluso; egli mira a punirla poiché ha disatteso le sue folli aspettative. Le chiamo folli, perché in ogni caso sarebbe stato deluso: nulla avreste potuto fare per soddisfarlo, anche se lui avesse continuato fino all'ultimo a farvi credere di non avergli dato abbastanza.

Non è un caso, se in questa fase, come dicevamo, spesso viene ostentata la presenza di un'altra persona più brava, interessante, dignitosa e meritevole di voi, voi che siete intanto impazzite proprio per non essere state in grado di dimostrare i vostri «meriti».

Il caso di Marina:
la donna che non avrebbe dovuto lasciarsi impietosire

Racconta Marina, 36 anni, cassiera:

Stavo cercando di allontanarmi da mesi da quell'escalation di violenza e crudeltà che mi faceva apparire il mio compagno come un indemoniato. Non avevo mai visto tanta ferocia gratuita in vita mia e mi ero finalmente decisa, dopo innumerevoli tentativi falliti, a farmi aiutare da uno specialista per uscirne.

Non vivevamo insieme e questo, per il mio scopo, rappresentava un grande vantaggio, tuttavia lui non riusciva ad accettare il fatto che la decisione di lasciarlo fosse scaturita da me. Mi chiamava a ogni ora del giorno e della notte. Vedevo il suo numero sul *display* del telefonino e piangevo disperatamente. Quel distacco, che era diventato obbligatorio per salvare almeno un residuo di dignità, mi frantumava il cuore, ma non mi era rimasta scelta.

Stavo malissimo, ma ero decisa a uscire da quell'inferno. Mi riempiva di SMS che passavano dallo straziante al minaccioso: era difficile non lasciarsi impietosire o intimidire, anche e soprattutto perché ero ancora molto ma molto coinvolta. Al suo ennesimo tentativo di stabilire un contatto con me mi lasciai intenerire, determinata a resistergli ma disponibile a quello che speravo potesse essere un dialogo civile. Era già mezzanotte passata e allo squillo del cellulare decisi di rispondere, dopo oltre due mesi in cui avevo rifiutato ogni chiamata. Era proprio lui. Il cuore mi batteva all'impazzata ma stavo soffrendo ancora troppo e speravo, sentendolo, di poter trovare un po' di sollievo per entrambi. Sembrava stesse piangendo, la voce bassa, roca, come non gliela avevo mai sentita. Esplosi in un pianto dirotto, dicendogli di non farci altro male, spiegandogli che col tempo, forse, avremmo recuperato un rapporto civile, ma che era ancora troppo presto. Dall'altra parte, silenzio.

A un certo punto, una voce di donna mi chiese di smetterla di far soffrire il suo uomo tormentandolo. Lui non c'era più; al suo posto, l'accento straniero di una ragazza che stava minacciando di denunciarmi se avessi continuato a cercare il suo uomo, che di me non ne voleva più sapere e che aspettava un bambino da lei. Questo era F. Un mostro fino in fondo.

Analisi del caso

Benché faccia tutto quel che è nelle sue possibilità per farsi lasciare, il manipolatore, in realtà, non sopporta l'idea di essere abbandonato, e quando accade reagisce spesso in maniera disperata.

Ovviamente non si tratta di vera e propria disperazione, ma di una reazione infantile paragonabile a quella del bambino al quale viene brutalmente sottratto il giocattolo preferito.

La vittima che prende l'iniziativa di liberarsi dell'abusante può trasformare quest'ultimo in uno stalker che non le lascerà tregua, almeno finché non riuscirà a rientrare in contatto con lei.

E sarà proprio in quel momento che il manipolatore, per non smentirsi, sferrerà un colpo basso, forse il peggiore di tutti, per vendicarsi delle iniziative della propria preda.

Esattamente come è accaduto alla protagonista della nostra storia, attirata in trappola per poi subire forse la più dolorosa delle umiliazioni cui era stata fino ad allora sottoposta.

L'IMPORTANZA DI CHIUDERE UN RAPPORTO PERVERSO

Se, fino al momento del tragico epilogo, non ci si era ancora riusciti a sottrarre alla relazione, restando inermi e paralizzati di fronte al montare esponenziale di tanta crudeltà, a un certo punto arriva l'ora di spezzare l'incantesimo malefico, tornare in sé e fuggire il più lontano possibile.

Spesso, prima di giungere a questa, apparentemente, ovvia decisione la vittima è ormai ridotta l'ombra di se stessa; la sua dignità è stata completamente annientata e, come un insetto intrappolato in un bicchiere capovolto, si muove freneticamente, senza speranza, alla ricerca di una via d'uscita che non riesce in alcun modo a trovare.

È difficile prendere un tipo di decisione qualsiasi in uno stato del genere.

È come se si fosse scissi in due: una parte lotta per la sopravvivenza e la sanità mentale, comprendendo di doversene andare pur non sapendo come; l'altra si ostina indefessa a restare e resistere, terrorizzata al pensiero di poter essere abbandonata dal proprio carnefice.

Tuttavia, è indispensabile fare appello a quelle poche forze residue per sottrarsi al massacro cui si è rimasti sottoposti per troppo tempo.

È molto importante, e può andarne della propria vita se non si provvede a chiudere la relazione perversa. Farlo da soli è sicuramente difficile, ma comunque possibile con tanta determinazione e tenacia e, soprattutto, mantenendo la capacità di non lasciarsi mai scoraggiare a fronte di tentativi che si possono rivelare inizialmente vani.

Anzi, è importante cominciare a provare, fare piccoli esperimenti per testare la propria capacità di sottrarsi all'incubo. Non importa se i primi falliranno miseramente, conta l'essere entrati nell'ottica di chiudere il rapporto malato e l'essere usciti da quella di continuare a cuocere a fuoco lento per assecondare le esigenze crudeli del manipolatore relazionale.

Avere razionalizzato, infatti, la necessità di dover abbandonare quest'ultimo rappresenta il primo, enorme passo che può capovolgere le sorti della salute fisica e psichica della vittima. In fondo, si tratta di una vera e propria dipendenza, e alla stregua di tutte le altre richiede tempo, costanza, dedizione, fiducia ma soprattutto tanta, tanta forza di volontà.

La difficoltà più grande che si incontra, invero, è il terrore letterale di uscire dalla trappola nella quale si è caduti. È come se la vittima pensasse di non poter in alcun modo vivere qualcosa di diverso: consapevole dell'assurdo dolore che prova, preferisce rimanere anche quando l'ultima flebile speranza di poter ricomporre il rapporto è evaporata. Allora, in alternativa al vuoto, va avanti a farsi maltrattare e umiliare inghiottendo bocconi amari pur di non vedere andare via il sadico partner che, naturalmente, non cesserà di torturarla crogiolandosi nella connivenza della stessa vittima.

In realtà, chi continua a farsi massacrare pur di non chiudere il rapporto perverso è complice del suo aguzzino fino a un certo punto, dal momento che resta solo ed esclusivamente perché sente di non poter fare nient'altro. Non si diverte a essere torturato, non gode nel soffrire e nel tormentarsi, non si crogiola nella passività per indolenza. Semplicemente non conosce alternative.

I PASSI DA COMPIERE

Come uscire, dunque, da un tunnel che sembra senza fine e che ha determinato, nella migliore delle ipotesi, la rovina di un lungo periodo della vostra vita? Andando via.

Forse per la prima volta, o forse dopo reiterati tentativi, avete deciso di provarci e dovete, quindi, predisporre tutto ciò che serve per farlo nel migliore dei modi.

Si tratta di un momento molto importante, che richiede concentrazione e preparazione.

Elencherò di seguito una serie di passi utili che vanno compiuti nell'assoluto, totale rispetto dei propri tempi individuali e con il supporto, laddove possibile, se non di uno specialista quantomeno di una persona che abbia a cuore la vostra salute e che possa, in qualche modo, supervisionarvi con amore. Questi passi potranno costituire un valido trampolino di lancio per iniziare ad allontanarvi da chi vi ha fatto soffrire così tanto e per consentirvi di cominciare a pensare seriamente alla possibilità di una nuova, splendida vita. Quella che tutti si meritano di vivere.

1.
Razionalizzate la decisione presa

È forse il passo più difficile poiché, in un momento di destabilizzazione come quello nel quale vi trovate, appellarsi alla razionalità potrebbe sembrare assolutamente impossibile. Ma non è così.

È la forza della disperazione, infatti, che dopo tanto patimento vi costringerà, il più delle volte, a una scelta che, per quanto sofferta, si rivelerà salvifica.

Una volta compreso che il vostro manipolatore non vi farà la gentilezza di lasciarvi andare nemmeno dopo l'evidente crollo catastrofico della relazione, toccherà a voi rimboccarvi le maniche e intraprendere il percorso verso la liberazione. Non sarà un'impresa facile, occorre metterlo in conto, ma è fattibile, e i vantaggi che ne deriveranno saranno di gran lunga superiori agli sforzi impiegati per uscirne. Avete sofferto a lungo, siete stati male, non vi riconoscete più, siete insoddisfatti e infelici: avete, in poche parole, toccato il fondo. È giunta l'ora di riemergere. È arrivato il momento adatto per iniziare il decollo. Ora dovete chiudere gli occhi e visualizzare l'obiettivo: la fine di una tortura psicologica, una vita diversa e piena di meravigliose sorprese. Siete pronti per il vostro nuovo viaggio, che sarà sicuramente pieno di turbolenze ma vi condurrà in un vero e proprio paradiso.

2.
Non isolatevi

Se finora siete stati costretti a isolarvi perché il vostro manipolatore vi ha fatto terra bruciata intorno allontanando da voi parenti, amici, colleghi e conoscenti, cercate di riappropriarvi dei vostri spazi e delle vostre precedenti frequentazioni. È molto importante poter contare su una rete affettiva forte in un momento di così grave disintegrazione emotiva. Ricontattate tutti quelli che vi vengono in mente e iniziate a parlare liberamente, se non l'avete ancora fatto, senza vergogna o paura di manifestare il vostro disagio e la vostra sofferenza. Ci sono, infatti, molte più persone di quante non crediate disposte ad ascoltare e supportare chi ne ha bisogno; non dimenticate che questo problema è assai più diffuso di quanto si pensi e sarà, dunque, facile incontrare qualcuno che possa condividere con voi un'analoga esperienza.

La condivisione, infatti, è molto importante quando si vivono problemi di tale portata. Confrontarsi con chi ha vissuto un trauma simile consente di alleggerire in parte il carico di vergogna e senso di colpa che spesso grava sulle vittime di relazioni perverse. Permette di alleviare la solitudine, di riconoscersi in una problematica e comprendere che esistono modi per uscirne.

Laddove, invece, non voleste o poteste contare su un sostegno affettivamente solido, rivolgetevi a una delle numerosissime strutture presenti vicino a voi specializzate nel prevenire e combattere gli abusi fisici e psicologici perpetrati in particolar modo nei confronti delle categorie più deboli. Non fatevi alcun problema: ci sono operatori esperti e sensibili che, lungi dal giudicarvi, vi forniranno tutta l'assistenza di cui avete bisogno.

3.
Circondatevi di persone gentili

Nella valutazione di chi vi starà accanto, da questo momento in poi fate attenzione a scegliere solo ed esclusivamente persone gentili. La gentilezza per voi è diventata un concetto alieno da troppo tempo, invece è necessario che vi ricordiate come ci si sente a essere trattati con umanità e con sensibilità. Quando ci si abitua a essere tormentati a lungo si tende a dimenticarlo, poiché vengono a modificarsi gli ordinari parametri di normalità.

Ecco allora che una risposta brusca, un ringraziamento mancato, un silenzio inopportuno sono percepiti e vissuti come fossero la normalità, da chiunque provengano. Siete ancora in balia del maleficio del vostro manipolatore, che vi ha indotti ad abbassare le aspettative riguardo a qualsiasi avvenimento. Dovete solo mettervi alla prova e avvicinare persone dai modi cortesi per poter fare un efficace paragone con lui. Dovete ricordarvi cosa sono il rispetto e il riconoscimento del vostro valore in quanto esseri umani meritevoli di amore e conforto.

Suggerisco di provare a entrare in relazione contemporaneamente con persone che vi trattino bene, per comprendere la differenza e ritornare su un piano di realtà.

So che è difficile quando la testa è da un'altra parte, ma questo espediente può costituire un rimedio fondamentale per trovare il coraggio di chiudere una storia malata. Rapportarsi con una persona delicata e gentile può accelerare di molto il momento della liberazione e rappresentare un balsamo efficace per un animo a lungo bistrattato.

4.
Cercate di focalizzare la vostra attenzione altrove

L'abuso psicologico protratto si trasforma presto in ossessione per chi lo vive. Si pensa solo a quello; si parla solo di quello; si cercano spiegazioni e giustificazioni, per sé e per il carnefice; si piange e ci si dispera cercando forsennatamente soluzioni che possano costituire una possibile alternativa alla fuga. Tutto ciò fa male. Molto male. E più si protrae più l'abuso si cristallizza e diventa difficile da abbattere. Occorre assolutamente dar fondo a tutte le risorse residue per distogliere la mente da quel pensiero fisso. Appena fa capolino, bisogna immergersi immediatamente in altre attività per distrarsi e riappropriarsi delle energie perdute.

Occorre ricominciare a concentrarsi su se stessi per non perdersi oltre; le modalità saranno assolutamente soggettive, purché finalizzate a cercare di stare meglio. Uscire, fare nuove conoscenze, leggere, scrivere, dedicarsi alla musica, all'arte, praticare attività sportiva, meditazione, preghiera.

Iniziate obbligandovi a occupare un certo numero di ore al giorno con ciò che più vi aggrada. Vi accorgerete che a una consuetudine disfunzionale se ne può sostituire un'altra più soddisfacente e costruttiva, e inizierete a riabituarvi all'idea che stare bene è un diritto irrinunciabile.

5.
Leggete e guardate tutto quello che trovate sull'argomento

Esistono una bibliografia e una filmografia di proposte molto vaste sulle dinamiche che state vivendo e avete vissuto (buona parte delle quali riportate a p. 118).

Leggere arricchisce la conoscenza; poiché sono molte le persone incapaci di dare un nome a quello che vivono e procura loro così tanto dolore, una soluzione consiste nel darsi una mano da soli e aiutarsi inquadrando il problema e informandosi sulle dinamiche e i conseguenti effetti.

È un'attività che contribuisce a responsabilizzare la vittima, supportandola nel tirarla fuori dall'isolamento creatole intorno.

Le opinioni sul *self-help* si situano, solitamente, agli estremi opposti. Da un lato i sostenitori accaniti ne inneggiano il potenziale terapeutico e curativo, dall'altro gli scettici incalliti lo stroncano impietosamente ponendo l'accento sulla mancanza di competenze specialistiche della maggior parte di noi per risolvere le problematiche complesse che ci riguardano.

Personalmente ritengo che l'auto-aiuto serva sempre, ma soprattutto quando si vivono gravi disagi o si è vittime, come nel nostro caso, di grossi traumi. Del resto, il motto «Aiutati che il ciel t'aiuta» ha un proprio inopinabile fondamento. Realizzare di avere un problema significa risolverlo per metà e questa considerazione nel nostro caso acquista rilievo particolare, poiché aprire gli occhi alle vittime di manipolazione relazionale, come abbiamo visto, è impresa tutt'altro che facile. Mi è capitato spesso, di fronte a vittime di relazioni perverse, di provare a gettare un piccolo seme per attivare se non la focalizzazione della problematica che stavano vivendo quantomeno una sorta di curiosità e di interesse riguardo a un argomento che le toccava da vicino. Ho condotto spesso tale delicata operazione invitando le interessate alla lettura di testi e saggi o alla visione di film in materia.

Devo riconoscere che la mia iniziativa, pur senza costituire nulla di particolarmente ingegnoso, ha conseguito di frequente risultati sorprendenti, che hanno favorito la presa di coscienza da parte di molti tra coloro che subivano un sopruso che non riuscivano in alcuna maniera a identificare.

Riconoscersi nel protagonista di un film o di un saggio consente alla vittima di osservarsi dal di fuori e prendere, almeno per un attimo, le giuste distanze emotive dalla caotica situazione che sta vivendo.

Male che vada non si verificano cambiamenti, ma ritengo che un tentativo sia doveroso verso se stessi.

Nelle pagine seguenti segnalo una serie di saggi e di film che si sono rivelati estremamente illuminanti per l'approfondimento delle dinamiche psicologiche connesse alla manipolazione relazionale e alla violenza nella coppia. La conoscenza è potere e più si conosce sull'argomento più diventa semplice comprendere cosa si sta vivendo per potersi difendere adeguatamente.

Bibliografia

I. N. Aga, *L'arte di non lasciarsi manipolare, Guida pratica*, Edizioni Paoline, Alba 2000.

Id., *La manipolazione affettiva, quando l'amore diventa una trappola*, Castelvecchi, Roma 2008.

C. Brehat, *Ho amato un manipolatore*, Bompiani, Milano 2011.

P. P. Brunelli, *Trauma da narcisismo nelle relazioni di coppia. Ipotesi per una nuova diagnosi. Il narcisismo patologico e la ferita narcisistica nel «vampirismo affettivo»*, edizione a cura dell'Associazione Culturale Albedo per l'Immaginazione Attiva, Milano 2011.

L. Carter, *Difendersi dai narcisisti. Come non farsi rovinare la vita da chi pensa solo a se stesso*, Tea, Milano 2010.

P. Chapaux - Morelli - P. Couderc, *La manipolazione affettiva nella coppia. Riconoscere e affrontare il cattivo partner*, Edizioni Psiconline, Chieti 2011.

M. Corte, *Vampiri energetici. Come riconoscerli, come difendersi*, Il Punto d'Incontro, Vicenza 2008.

G. Dacquino, *Paura d'amare. Come evitare e superare i fallimenti affettivi*, Mondadori, Milano 1996.

P. Delahaie, *Amori tossici (quando stare insieme fa male)*, Castelvecchi, Roma 2008.

P. Ekman - W. Friesen, *Giù la maschera*, Giunti, Firenze 2007.

P. Ekman, *I volti della menzogna*, Giunti, Firenze 2009.

L. Etxebarria, *Io non soffro per amore*, Ugo Guanda Editore, Parma 2007.

S. Filippini, *Relazioni perverse. La violenza psicologica nella coppia*, Franco Angeli, Milano 2005.

S. Forward, *Il senso di colpa*, Tea, Milano 2006.

C. S. Fullerton - R. J. Ursano, *Disturbo post traumatico da stress. Le risposte acute e a lungo termine al trauma e al disastro*, Centro Scientifico Editore, Torino 2001.

M. F. Hirigoyen, *Molestie morali. La violenza perversa nella famiglia e nel lavoro*, Einaudi, Torino 2000.

Id., *Sottomesse. La violenza sulle donne nella coppia*, Einaudi, Torino 2006.

M. Marzano, *Estensione del dominio della manipolazione. Dall'azienda alla vita privata*, Mondadori, Milano 2009.

J. Regard, *Basta subire. Come sottrarsi alla manipolazione mentale e psicologica*, Castelvecchi, Roma 2008.

W. Riso, *Amori altamente pericolosi*, Mondadori, Milano 2009.

M. E. P. Seligman, *Imparare l'ottimismo. Come cambiare la vita cambiando il pensiero*, Giunti, Firenze 2005.

R. Stern, *Come mi vuoi? Imparare a difendersi dalla manipolazione emotiva*, Corbaccio, Milano 2007.

M. Storch, *Donne forti deboli con gli uomini forti*, Magi Edizioni, Roma 2002.

U. Telfener, *Ho sposato un narciso. Manuale di sopravvivenza per donne innamorate*, Castelvecchi, Roma 2006.

M. Valcarenghi, *Senza te io non esisto. Dialogo sulla dipendenza amorosa*, Rcs Libri, Milano 2009.

D. Zoletto, *Il doppio legame. Bateson, Derrida*, Bompiani, Milano 2003.

Filmografia

Angoscia (Gaslight), 1944, diretto da George Cukor: questo film datato ma molto bello, interpretato da un'eccezionale Ingrid Bergman e da Charles Boyer, ha ispirato il concetto di *gaslighting* utilizzato per definire un crudele comportamento manipolatorio messo in atto da una persona abusante per far sì che la sua vittima dubiti di se stessa e dei suoi giudizi di realtà, cominci a sentirsi confusa e creda di stare impazzendo.

A letto con il nemico, 1991, diretto da Joseph Ruben: dietro l'apparenza di una coppia innamorata, interpretata da Julia Roberts e Patrick Bergin, si cela la tragedia di una donna che decide di fuggire dal marito per sottrarsi alle sue angherie e alla sua violenza. Finché un giorno lui riesce a ritrovarla.

Che fine ha fatto Baby Jane?, 1962, diretto da Robert Aldrich: due sorelle, interpretate dalle magistrali Bette Davis e Joan Crawford, vivono un rapporto perverso basato su competizione, rivalità, dipendenza e un'estrema violenza psicologica.

Mi piace lavorare. Mobbing, 2003, diretto da Francesca Comencini: una donna, interpretata da Nicoletta Braschi, per conservare il proprio posto di lavoro e poter mantenere la figlia, subisce vessazioni e umiliazioni di ogni tipo sia dai colleghi che dai superiori.

Oltre ogni limite, 1986, diretto da Robert M. Young: una giovane donna, interpretata da Farrah Fawcett, vive l'incubo della persecuzione fisica e psicologica da parte di uno sconosciuto che non è riuscito a violentarla. Un film molto crudo.

Precious, 2009, diretto da Lee Daniels: una giovane adolescente semianalfabeta e obesa, interpretata dall'attrice afroamericana Gabourey Sidibe, violentata dal padre, dal quale ha avuto un figlio malato, e umiliata costantemente dalla madre, affronta un difficile percorso per riappropriarsi della propria dignità e acquisire fiducia nella vita.

Ti do i miei occhi, 2003, diretto dalla spagnola Iciar Bollaín: Luis Tosar e Laia Marull sono marito e moglie in una storia di passione, sofferenza e reciproca dipendenza emotiva, liberarsi dalla quale è molto difficile per entrambi.

Via dall'incubo (Enough), 2002, diretto da Michael Apted: la protagonista, interpretata da Jennifer Lopez, scopre a proprie spese le maschere che un manipolatore relazionale può indossare per sedurre e rivelarsi in un secondo tempo un violento che considera la partner di sua proprietà. Con un tragico epilogo.

6.
Cercate di eliminare o quantomeno limitare le dipendenze

Forse questo è uno dei passi più difficili da compiere, ma può rivelarsi oltremodo efficace. Sebbene certe dipendenze, come abbiamo visto, servano a cercare di tenere sotto controllo l'ansia, paradossalmente, nel lungo periodo, determinano l'effetto opposto. Sì, perché a un'ansia già spropositata in sé se ne viene ad aggiungere un'altra: quella di non poter più fare a meno della sostanza o della condotta delle quali si è iniziato ad abusare.

Sia che si tratti di fumo, alcool, droghe o sesso, qualsiasi dipendenza induce a perdere il controllo di sé; già abituati a non averne in quanto vittime di una dinamica perversa all'interno della quale non ci si orienta più, si rischia di aggiungere danno al danno. È invece questo il momento in cui bisogna cercare di essere il più lucidi e determinati possibile per vincere la battaglia e intraprendere, portandola a termine, una maxi operazione che vi condurrà a riappropriarvi della vostra vera vita. Quella che vi meritate.

7.
Coccolatevi

Dopo un lungo periodo di maltrattamenti e deprivazioni, nell'attesa di riconoscimenti e apprezzamenti che non arrivano mai, è giunta l'ora di prendervi cura di voi e coccolarvi con qualche gratificazione.

Basta poco per ritrovare il piacere della vita, e piccoli gesti apparentemente insignificanti possono contribuire a regalarvi un benessere a cui non siete più, da tempo abituati.

Trattamenti estetici, parrucchiere, shopping... tutto quello che vi viene in mente e può regalarvi momenti di relax e piacere.

Concedetevi un viaggio in un bel posto, da sole o in compagnia. Trascorrete qualche giorno in una stazione termale per riprendere contatto con il vostro corpo. Tornate ad accudirvi e riabituatevi a farlo.

8.
Tenete un diario

Scrivere può rivelarsi terapeutico in numerosi casi, sicuramente questo rientra nella categoria. Sarebbe, in realtà, molto utile riportare da subito nero su bianco quanto state vivendo con un manipolatore, tenendo un diario giornaliero che consenta, nei momenti di più grave destabilizzazione, di andare a rileggere l'evoluzione del rapporto perverso per non perdere mai il contatto con la realtà e acquisire distanza emotiva. Sarebbe opportuno riportare i dialoghi per esteso, parola per parola, al fine di evidenziare umiliazioni e maltrattamenti, consentendovi allo stesso tempo di dare sfogo agli stati d'animo del momento.

Capita spesso che a una rilettura di quello che la vittima si trova a vivere quotidianamente scattino un'indignazione e una rabbia atte a conferire la forza sufficiente per iniziare a ribellarsi ai soprusi.

Laddove questa attività dovesse rivelarsi troppo impegnativa e difficile da mantenere con costanza, consiglio di trascrivere l'intero percorso almeno nella delicata fase della liberazione, per fornirvi un incentivo a non mollare. Si possono, per esempio, stabilire per iscritto gli obiettivi a medio o lungo termine che volete conseguire riportando, giorno dopo giorno, anche i più piccoli progressi compiuti. Un diario può diventare un valido alleato soprattutto nei casi in cui la vittima si sente sola o si è, suo malgrado, ritrovata isolata, e rappresenta un validissimo supporto per tutti quei momenti in cui è portata a voler perdonare il proprio carnefice e ricominciare tutto da capo.

9.
Interrompete ogni tipo di contatto con il manipolatore

Ecco che il fatidico momento è arrivato. È giunta l'ora di spiccare il volo e chiudere la relazione perversa, possibilmente senza voltarsi indietro.

Fino a poco tempo prima sarebbe stato inconcepibile il solo pensare di poter fare a meno di un uomo che rappresentava il vostro intero universo, ma ora le cose sono cambiate. Avete toccato il fondo e desiderate soltanto risalire.

A qualsiasi costo.

Si tratta senz'altro del passaggio più cruciale del nostro percorso in dieci tappe. La tentazione di uscirne poco alla volta è forse la più difficile a cui resistere, ma questa è una situazione da «tutto o niente», perché non si può in maniera alcuna pensare di poter mantenere un rapporto a metà con un manipolatore relazionale. Occorre uscirne drasticamente: niente vie di mezzo, o dentro o fuori; adesso bisogna veramente andarsene.

Se i passi precedenti sono serviti alla riacquisizione di un'autonomia parziale, bisogna puntare ora all'autonomia totale, che potrà realizzarsi solo ed esclusivamente cessando ogni tipo di contatto.

Non rispondete più a telefonate, messaggi o e-mail; state lontani da quelli che erano gli usuali ambienti frequentati con lui e, nel caso, anche dal giro di amicizie o conoscenze che possono evocarvelo.

Cambiate numeri di telefono e recapiti. Rendetevi assolutamente irrintracciabili: è l'unico sistema per sottrarvi seriamente al malefico influsso finora esercitato sulla vostra mente dal manipolatore. Non cedete neanche per un attimo alla tentazione di farvi intenerire o dare delle risposte che verranno richieste con insistenza. Sparite e basta. Non c'è altro modo. Laddove vi arrischiaste a lasciare spazio alla discussione o al confronto ne uscireste per l'ennesima volta perdenti e con ancora più sensi di colpa di prima. Non vi è nulla da spiegare. Voi soli sapete bene quello che avete dovuto vivere, e solo il manipolatore sa bene come vi ha trattati. Quindi, silenzio. Vi ricordate quanto era bravo lui a usare il silenzio per piegarvi? Ora lo riutilizzerete voi per salvarvi.

Questa strategia si rivela, però, inapplicabile quando dalla relazione con il manipolatore sono nati dei figli. In questo caso diventa impossibile precludere al padre l'esercizio dei diritti che gli competono sulla prole e, di conseguenza, una minima forma di rapporto deve essere mantenuta. Occorre quindi fare più attenzione a non lasciarsi invischiare dai nuovi tentativi di destabilizzazione che lo stesso metterà in atto, usando spesso i figli come strumento di ricatto psicologico.

Ormai siete consapevoli della sua natura e ogni tentativo di farvi sentire incapaci, inadeguati o colpevoli dovrà essere sistematicamente ignorato.

È difficile, lo so, ma possibile, limitando gli argomenti di conversazione solo ed esclusivamente alla gestione e tutela dei figli, senza consentirgli di invadere altri campi riguardanti la vostra nuova vita che avete deciso di continuare senza di lui.

10. Non lasciatevi scoraggiare quando i tentativi falliscono

Come abbiamo più volte ripetuto non si tratta di un'impresa facile, ma come tutti gli obiettivi molto impegnativi e faticosi le soddisfazioni che ne potranno derivare saranno enormi. La trappola *double bind* allestita dal manipolatore determina nella vittima l'illusione che, resistendo ancora, la situazione potrà un giorno migliorare, pensiero che rende praticamente impossibile l'allontanamento. O meglio, la possibilità che avvenga è possibile, ma dura poco, poiché alle prime false promesse e moine del carnefice il gioco riprenderà tale e quale a prima. Non è raro assistere a un'infinita sequela di tentativi di fuga da parte della vittima, che da lì a poco si trasformano in una grottesca farsa dal finale già scritto. Ma anche se ci provate e poi tornate sui vostri passi non arrendetevi, perché a furia di tentativi si può arrivare alla tappa finale. Le prove di fuga non sono altro, in fondo, che micro esperimenti della vittima per dimostrare a se stessa di potercela fare da sola.

È come quando si smette di utilizzare una sostanza dalla quale si dipende e si rimane qualche tempo senza assumerla per poi ricominciare. Si resiste prima un giorno, poi due, poi tre, poi la resistenza può trasformarsi in abitudine; lo stesso discorso vale anche nel nostro caso.

Quello che conta è non lasciarsi assolutamente indebolire e scoraggiare da eventuali tentativi andati a male; anzi, devono essere interpretati da chi li affronta come manifestazioni concrete della propria volontà di modificare una situazione insostenibile. Rispettate dunque i vostri tempi senza farvi mai abbattere e considerando ogni fallimento temporaneo un'occasione di futuro miglioramento.

E POI?
SARÀ COME MORIRE

...Come dice la splendida canzone di Giorgia. In questo caso, però, per una nuova rinascita.

Tuttavia, è inutile raccontarsi storie o farsi illusioni prive di fondamenta. Mettere fine a una relazione perversa è un'operazione non soltanto difficile ma anche molto, molto dolorosa. La sofferenza è totale, accecante, eppure estremamente diversa da quella provata prima e, comunque, sicuramente destinata a cessare prima o poi.

Quando si esce da una dipendenza amorosa-ossessiva soffrire è praticamente inevitabile, ma sapere in precedenza cosa aspettarsi aiuta concretamente, almeno in parte, il percorso di risanamento e riappropriazione di sé.

Bisogna, innanzitutto, considerare che, dal momento in cui si matura la decisione di liberarsi a quello in cui si agisce, possono trascorrere anche anni. Inutile dire che prima si interviene meglio è, al fine di limitare le gravi conseguenze che possono derivare da questo tipo di rapporto.

La prima sensazione ad affiorare quando ci si libera è quella di smarrimento e confusione totale.

L'abitudine al maltrattamento è, infatti, ormai cristallizzata da tempo: si dipende dal costante bisogno di un'approvazione e di un riconoscimento mai ricevuti, e la sola idea di rinunciarvi risulta destabilizzante. È la destabilizzazione nella destabilizzazione.

Privarsi di una simile dinamica perversa determina un vuoto, poiché non vi sono state giustizia né riparazione e andare via così, senza un tributo, sembra inammissibile. Insieme alla percezione di una grave ingiustizia subita, si ha la sensazione che tutti i propri sforzi siano stati assolutamente vani e privi di senso, e la tentazione di restare ad aspettare riaffiora in continuazione.

Si tratta solo, però, di un'ulteriore trappola mentale: riuscire a superare questi pensieri e riuscire a non cadervi, in realtà, rappresentano l'unico sistema efficace per ottenere una riparazione, poiché il premio conseguente alla liberazione dal rapporto perverso andrà ampiamente a ripagare tutto quello che non si è ricevuto fino a quel momento.

IL PROCESSO DI LIBERAZIONE

Passano i giorni, e quasi non si riesce a credere a quanto si possa stare bene.

Allo smarrimento iniziale si sostituisce l'euforia, spesso accompagnata da deliri di onnipotenza. Quello che si pensava incredibile diviene reale.

E il merito è solo vostro. Si iniziano a contare prima le ore, poi i giorni e le intere settimane in cui siete riuscite a resistere senza l'usuale dose di maltrattamento sistematico; in seguito, con il passare del tempo, vi rinforzate sempre più, entusiasmandovi per la vostra capacità di gestire la nuova situazione. È una fase molto delicata, durante la quale rischiate di maturare la convinzione che sia tutto finito e che in fondo l'operazione di liberazione non fosse poi così complicata.

Purtroppo, però, si tratta di un momento di transizione, durante il quale è fondamentale non abbassare la guardia e rinunciare ai facili entusiasmi che rischiano di ingenerare aspettative illusorie. La situazione si può paragonare a quella che, in una dieta, segue a un'iniziale perdita di peso.

Se vi adagiate sui primi risultati ottenuti rischiate di non riuscire a portare a termine l'obiettivo prefissato. Occorre, quindi, tenere sempre in mente, con atteggiamento realistico, che a momenti di euforia faranno seguito, inevitabilmente, momenti cupi e dolorosi. È l'unico modo per non abbandonare il percorso a metà.

Il caso di Annalisa:
la bella principessa che non voleva svegliarsi

Racconta Annalisa, 40 anni, grafica pubblicitaria:

Mi guardo allo specchio e non mi riconosco più. Ero, a detta di tutti, una donna molto sensuale e piacente ma oggi il mio viso è scavato, la pelle raggrinzita e gli occhi tumefatti. Mi sembra di aver fatto a pugni con il mondo. Sono inguardabile e odio quel vuoto nel mio sguardo, lo odio più di ogni altra cosa. Anche più di lui. Da quasi tre mesi ho interrotto ogni tipo di contatto con M., e anche se fisicamente mi percepisco mostruosa dentro mi sento un'altra. Mi sto lentamente riappropriando della mia dignità e sempre più spesso penso che se solo avessi agito prima non sarei mai arrivata a questo punto.

Mi sveglio nel cuore della notte in lacrime, mi sforzo in ogni modo di togliermelo dalla mente ma a volte mi sembra un'impresa titanica.

Le prime settimane sono state tragiche, la mia sofferenza oggi è niente rispetto a quello che ho dovuto passare. Sentivo l'odore della sua pelle ovunque, e quel profumo mi procurava un dolore tremendo.

Il vero problema è che i ricordi legati a lui non sono quelli degli ultimi tre anni, durante i quali si è comportato in maniera aberrante nei miei confronti. Mi tornano in mente solo ed esclusivamente i ricordi del primo periodo insieme, quello in cui M. era adorabile e mi trattava come fossi la sua principessa. Era così che mi chiamava. Sempre, in ogni occasione, davanti a tutti. Per me era lui l'uomo della mia vita. Quello destinato a me e l'unico al mondo che avrei potuto amare.

È assurdo come la mente non ci supporti quando serve. Non ha senso, infatti, che io rammenti solo episodi belli dopo l'incubo che mi è toccato vivere. Mi sembra un ulteriore castigo inflittomi e rende il già durissimo percorso di liberazione che ho deciso di intraprendere ancora più difficile.

Analisi del caso

Quanto raccontato dalla protagonista di questa testimonianza si verifica spesso, soprattutto dopo che è trascorso del tempo dalla liberazione dal proprio carnefice. Esaurito il senso di entusiasmo e di sollievo iniziale, subentra la nostalgia dell'illusione perduta che può però diventare, se si continua a tenere duro, una verità ritrovata.

Quello del quale si era perdutamente innamorate non è più un essere umano. Nessun individuo al mondo dotato di raziocinio avrebbe mai potuto amare un maltrattatore privo di cuore e sentimenti.

Era solo una proiezione idealizzata, un'illusione, un sogno frutto di fantasia. Razionalizzare e interiorizzare questo concetto è forse la parte più dolorosa del percorso di disintossicazione, ma è sicuramente quella che determina la salvezza definitiva.

LA SOLITUDINE

La solitudine sarà pesante.

Ma a mancare non sarà tanto la presenza fisica del compagno emotivamente assente da tempo, quanto l'idea ossessiva di lui e di un rapporto che non si riusciva in alcun modo a far quadrare. La mente è rimasta per lungo tempo intorpidita poiché assorbita in un pensiero fisso che ha accompagnato ogni momento della vita a due. Eppure era solo un pensiero, appunto, un'ossessione. E i pensieri si possono cambiare.

Il momento critico è passato ormai, e forse anche la speranza latente del ritorno di un uomo nuovo e diverso capace di riconoscere i propri errori.

Rimangono un'assenza e soprattutto la fine di un'illusione.

Probabilmente fino a questo momento non si è ancora presentata una vera occasione di fare i conti con se stesse. Si cerca ancora di analizzare l'accaduto e attribuirgli un senso ma, da qualunque punto di vista lo si osservi, un senso non si riesce a trovare. L'unica certezza è che quella terribile e angosciante sensazione di trappola senza via di scampo è cessata e con tutta probabilità non tornerà più: ma dipenderà solo da voi e dalla vostra capacità di tenere a debita distanza chi vi ha ferite in maniera così cruenta.

È questa certezza che dovrebbe alimentare la forza di resistere alla tentazione di rigettarvi tra le braccia del vostro carnefice.

La mancanza di un compagno non è certo facile: bisogna ricostruire abitudini, amicizie, relazioni. Le notti appariranno interminabili e molti risvegli saranno bruschi e dolorosi. Ma proprio nei momenti più insopportabili occorrerà ripensare a come si stava prima per accettare quello che si sta vivendo ora: un passaggio di probabile transizione verso una nuova vita.

«Tutti i cambiamenti, anche i più desiderati, hanno la loro malinconia, perché ciò che lasciamo dietro è una parte di noi. Dobbiamo morire in una vita prima di poter entrare in un'altra», diceva lo scrittore Anatole France.

Non si può stabilire con precisione quanto tempo necessiti per uscirne del tutto. Ogni caso è a sé e molto dipende dal carattere, dalle motivazioni, dal contesto sociale. È una questione soggettiva e fondamentalmente collegata all'intensità del coinvolgimento nel rapporto vissuto, più che alla durata dello stesso.

Peraltro, sono numerosi i fattori che possono intercorrere ad accelerare il processo di guarigione di quella che va trattata come una vera e propria malattia, con un decorso e tempi di convalescenza da rispettare.

Sicuramente l'inizio di una nuova relazione con una persona dall'affettività sana e spontanea può contribuire in maniera significativa a un miglioramento dello stato emotivo. Se l'ex vittima infatti trova la forza di lasciarsi andare a un rapporto diverso e appagante, ritrovando il coraggio di affidarsi e fidarsi nuovamente di qualcuno, potrà lasciarsi alle spalle la brutta storia vissuta con più facilità di quella che deciderà di restare da sola.

Sì, perché dopo un trauma del genere molte donne decidono di chiudere con i sentimenti, scegliendo di vivere una vita all'insegna del disinvestimento emotivo e della superficialità nei rapporti.

Si tratta in entrambi i casi di scelte lecite.

Con una piccola differenza, però. La decisione di non vivere più relazioni significative spesso nasconde la paura di poter incorrere nuovamente in avventure spiacevoli. Le proprie convinzioni sono crollate e subentra il cinismo. Il partner viene allora usato al solo scopo sessuale: coinvolgimenti e implicazioni sentimentali vengono banditi a monte. Una scelta di questo tipo non è giudicabile. In fondo, serve ad autotutelarsi e non è detto che non sia temporanea. L'esperienza con un manipolatore relazionale del quale si è state innamorate cambia nel profondo e può anche capitare che chi tanto aveva creduto nell'amore smetta di crederci per un po'. Per difendersi, per paura, per non soffrire più. Ma la propria natura di base non può cambiare; prima o poi l'amore arriverà, il cuore tornerà a battere forte e si ricomincerà a crederci anche contro la propria volontà.

Ognuno ha tempi e modalità personali di far fronte alle conseguenze di un'esperienza devastante come poche.

Sia che si decida di ricominciare con qualcun altro o di rimanere sole per qualche tempo, arriva comunque un momento in cui non si pensa più all'ossessione che aveva riempito la testa senza interruzione.

Sembra un sogno. La mente smette di evocare i ricordi struggenti; quelli brutti sono offuscati e paiono sempre più lontani ed estranei, come se riguardassero un'altra persona; le angosce notturne si placano e i sogni inquietanti sono sempre meno ricorrenti. La fine dell'incubo è davvero iniziata.

IL DISTURBO POST TRAUMATICO DA STRESS

Anche quando la brutta avventura finalmente si conclude talvolta, purtroppo, bisogna fare i conti con postumi determinati dall'aver vissuto una situazione estremamente destabilizzante protrattasi a lungo.

Non sempre basta, infatti, liberarsi dalla presenza nociva per riacquistare serenità ed equilibrio. La violenza psicologica subita ingiustamente e alla quale non si riesce a fornire una spiegazione logica può dare luogo infatti, in alcuni casi, a un trauma destinato a sfociare in un disturbo post traumatico da stress (DPS), come descritto dal DSM IV (*vedi* a p. 43); furono le conseguenze della guerra del Vietnam a sollecitare il riconoscimento di questo disturbo, che non risulta solo da esperienze di guerra ma anche, per esempio, da sequestri, rapine, stupri.

Un testo interessante sul **disturbo post traumatico da stress** è quello di C. S. Fullerton e R. J. Ursano, *Disturbo post traumatico da stress. Le risposte acute e a lungo termine al trauma e al disastro*, Centro Scientifico Editore, Torino 2001.

Questo disturbo induce chi lo subisce a vivere in uno stato di forte tensione emotiva, che si manifesta con:

- Una paura intensa.
- Una sensazione di vulnerabilità o di orrore.
- Un ricordo continuo dell'evento traumatico che ha causato il disturbo da stress.
- La fuga sistematica dagli stimoli associati al trauma.
- L'ottundimento della reattività generale.

Tali reazioni colgono la vittima impreparata ad affrontare queste nuove difficoltà.

Anche a distanza di molto tempo dalla fine della relazione può presentarsi, infatti, una paura paralizzante che condiziona pesantemente vita sociale e quotidianità. Una paura che fa sentire impotente chi la prova, causa un malessere diffuso e si presenta spesso all'improvviso, in varie situazioni, soprattutto se le stesse sono associate o rievocano in qualche modo la storia conclusa. Del resto, anche quando non ci sono elementi che fanno riaffiorare brutti ricordi, ci pensa la mente a richiamare e far rivivere i fantasmi del passato, determinando l'orrenda sensazione di non potersi mai liberare del tutto dall'incubo vissuto. Ma è soltanto una sensazione, appunto, e in quanto tale destinata a svanire. Non dimenticate mai di essere pazienti.

Il trauma da narcisismo

Un'altra possibile grave conseguenza che può derivare da un rapporto protratto con un manipolatore relazionale consiste nello sviluppo di una sindrome riferibile, in termini sintomatici, al disturbo post traumatico da stress, nota col nome di *trauma da narcisismo*.

> Per approfondire il concetto di **trauma da narcisismo**, consiglio di consultare il saggio di P. P. Brunelli, *Trauma da narcisismo nelle relazioni di coppia. Ipotesi per una nuova diagnosi. Il narcisismo patologico e la ferita narcisistica nel vampirismo affettivo*, Associazione culturale Albedo per l'Immaginazione attiva, Milano 2011. Partendo da un'esperienza personale, l'autore avanza nuove teorie interessanti sulle conseguenze che possono derivare dal rimanere per troppo tempo in relazioni perverse.

Esso nasce e si cronicizza nello scoprire con orrore di aver amato e non riuscire a smettere di amare il proprio carnefice.

Malgrado le umiliazioni e le violenze psicologiche subite, infatti, la vittima continua a mantenere per lungo tempo attaccamento e dipendenza ossessiva dall'ex partner narcisista, pur avendone riconosciuto la malattia.

Questo rappresenta un ulteriore fattore destabilizzante per chi ha già dovuto fare i conti con lo stato confusionale ingenerato da un rapporto contraddittorio e perverso e concorre ad alimentare paure e insicurezze riguardo alla propria salute mentale.

Amare chi ci odia può di sicuro determinare profondi sensi di colpa; personalmente però non credo si possa parlare, nel caso di relazioni perverse, di colpa in senso stretto.

La dinamica è infatti, come abbiamo visto, troppo articolata e complessa per poterla ridurre a un'attribuzione di responsabilità.

Il narcisista patologico non riesce ad agire altrimenti per propria struttura psichica, mentre chi si rapporta con lui ha quale unica responsabilità quella di non aver elaborato la propria ferita narcisistica.

Chi viene sedotto narcisisticamente, infatti, presenta serie difficoltà a percepire i propri limiti e desideri e ad amarsi per quello che è. Ecco perché tende a rispecchiarsi negli altri.

Il dolore più acuto legato alla fine della relazione con un narcisista riguarda, più che la sua perdita in sé e per sé, la sparizione dell'idealizzazione che se n'era fatta. Scoprire che la persona alla quale ci si era emotivamente affidati è completamente diversa da quella che si era interiorizzata e adorata è paragonabile all'amputazione di una parte di sé. Per questo risulta così difficile accettare la verità e si preferisce restare attaccati al ricordo dell'immagine che ci si era costruiti. La consapevolezza, poi, di non essere più nei pensieri e nei ricordi di una persona alla quale si è attribuita un'importanza immensa risulta intollerabile.

È a causa di ciò, molto probabilmente, che si continua ad amare anche a posteriori chi ha nutrito, nel rapporto, sentimenti esclusivamente distruttivi. Non si ama più, però, il mostro che ha ormai svelato il suo vero volto, bensì l'immagine idealizzata dello stesso, difficile da abbandonare perché altrimenti ci si sentirebbe degli idioti che non sono riusciti a comprendere con chi avevano a che fare veramente.

È dura riconoscere e ammettere a se stessi di essere stati complici di una violenza perché, come ha scritto Nietzsche, «esperienze terribili ci fanno riflettere se non sia per caso terribile colui che le ha vissute».

La rabbia verso il narcisista

Che fare, allora? Innanzitutto evitate di colpevolizzarvi e cercate in ogni caso di perdonarvi.

Dare sfogo alla rabbia, una volta scoperta la verità, può costituire un espediente sano di elaborare il lutto.

La delusione è cocente; la comprensione della dinamica che ha sotteso il rapporto malato è sconvolgente: ci si sente complici di un crimine commesso contro se stessi, ed è allora, quando cominciate a razionalizzare ciò che è successo, che può insorgere una potente aggressività nei confronti di chi ha abusato di noi. Talvolta, è quasi come se si trattasse di un risveglio. La paralisi e l'inazione che avevano caratterizzato fino a quel momento, le dinamiche relazionali con il manipolatore lasciano il passo a una furia cieca.

Le emozioni fino ad allora trattenute straripano come un fiume in piena, e in qualche caso sfuggono al controllo. Si ha solo voglia di urlare in faccia al proprio carnefice tutta la rabbia per le crudeltà subite. La considero una reazione sana, perché fornisce a chi la mette in atto la possibilità di riappropriarsi simbolicamente della propria percezione di sé e della propria dignità.

Urlate, insultate, accusate, recriminate. Sfogatevi come meglio credete.

Non servirà certo a indurre sensi di colpa in chi una vera e propria coscienza non ce l'ha, o a recuperare il rapporto; anzi, l'odio del compagno, che si sentirà vessato e perseguitato, aumenterà. Servirà, però, a voi. A riappropriarvi di voi stesse e a rivalervi in qualche modo per tutto il dolore subito. Sarà un vero e proprio atto catartico utile a liberare la sofferenza tenuta dentro e a spogliarvi di un ruolo, quello di vittima, cui vi eravate ormai assuefatte da troppo tempo.

Il caso di Rina:
la donna liberata

Racconta Rina, 35 anni, parrucchiera:

Provai un vero e proprio piacere fisico quando, a distanza di due mesi dalla fine di quella che era stata una discesa all'inferno durata sei anni, G. mi richiamò. Ero riuscita fino ad allora a evitare di rispondergli al telefono, cancellavo senza leggerle le e-mail che mi mandava e lo stesso facevo con le decine di Sms che ricevevo quotidianamente da quando avevo deciso di liberarmi dalla sua cattiveria.

Ma quel pomeriggio, in un momento di distrazione, risposi al cellulare pur avendo visto sul *display* «Numero sconosciuto». Era lui.

Lì per lì il primo impulso fu di riattaccare senza parlare poi, però, senza che avessi nemmeno avuto il tempo di realizzare quel che stava per accadere, cacciai un grido potentissimo, disperato, infinito.

Urlavo: «Basta, lasciami in pace, ti odio, sparisci!», urlavo anche frasi sconnesse ma urlavo, cosa che credo di non avere mai fatto in tutta la mia vita. Ero un'altra donna prima di conoscerlo. Mite, mansueta, timidissima. Ora mi sentivo una belva. Avrei voluto sbranarlo, sputargli addosso, picchiarlo con violenza. Le mie urla contenevano tutto il mio odio e il mio disprezzo ciechi. Stette in silenzio. Riattaccò senza alcuna possibilità di poter controbattere. E io respirai a pieni polmoni, il cuore a palla; al momento mi era sembrato di morire, ma immediatamente dopo provai un senso di sollievo infinito. Come essersi liberati da un macigno sul cuore. Sapevo che sarebbe stata l'ultima volta in vita mia che avrei avuto un contatto con lui. Così è stato. Non mi cercò mai più.

Attenzione, però, a fare in modo che questa sana aggressività non si ritorca contro di voi, dal momento che numerosi sono i casi di denunce e persecuzioni legali intentate dai manipolatori una volta che hanno definitivamente perso la loro vittima.

Si tratta di un espediente che adottano per «non farsi dimenticare», e con cui continuano a esercitare la loro violenza anche dopo la fine della relazione.

UN'ALTRA VITA

Il rischio maggiore, se non si elabora e razionalizza quel che si è vissuto, è compromettere seriamente la propria capacità di amare.

Quella capacità che vi distingueva e vi consentiva di poter sognare una vita pulita, caratterizzata da affidamento, fiducia e reciprocità, rischia di essere irreversibilmente compromessa se cadrete nella trappola dell'autocommiserazione e della rassegnazione.

Sono in molte a pensare, dopo un'esperienza così drammatica, di non essere più in grado di provare sentimenti e di non essere degne di un vero amore.

Ho riscontrato spesso, infatti, dopo esperienze di questo genere, due atteggiamenti negativi di fondo. Il primo, come abbiamo accennato, porta all'isolamento emotivo totale e al rifiuto di ogni genere di relazione caratterizzata da affettività; il secondo conduce a vere e proprie coazioni a ripetere.

Capita di frequente che chi è stato vittima in passato tenderà a ricercare quel ruolo nei successivi rapporti, in parte perché pensa di non meritare altro, in parte perché cerca, ogni volta, di riparare alla vecchia relazione distrutta.

La tentazione di avvicinare chi ricorda, per certi aspetti, il precedente partner narcisista vi accompagnerà per molto tempo, ma è bene che evitiate di sentirvi attratte nei confronti di qualcuno che potrebbe farvi rivivere il male patito. Basterà a volte una mera somiglianza fisica al precedente partner perché vi illudiate di poter riscattare la vecchia sconfitta.

Non è così. Non ci si riscatta buttandosi in storie attraverso le quali poter replicare quanto vissuto. Si rischia solo di fare nuovamente male a se stesse e a persone sulle quali si proiettano i propri problemi interiori irrisolti.

Bisogna soltanto aspettare. Lasciare trascorrere un po' di tempo, per dare modo alla ferita profonda di rimarginarsi e imparare, nel frattempo, a fare affidamento sulle proprie risorse cercando di eliminare definitivamente la necessità di dipendere da qualcun altro.

È questo uno dei punti più difficili su cui dover lavorare, anche perché nessuna storia sana potrà reggersi in piedi se prima non avremo imparato a camminare sulle nostre gambe. Una volta imparato ad accettarvi, ascoltarvi, amarvi e vivere con voi stessi potrete essere pronti per una nuova avventura che difficilmente potrà riservare brutte sorprese, poiché possiederete nuovi strumenti precedentemente sconosciuti.

SE LA RABBIA CONTINUA

Ma cosa fare se la rabbia continua anche dopo?

Questo rappresenta uno degli aspetti più delicati della dinamica relazionale perversa.

Ci si è liberate con incredibile fatica e dolore dall'incantesimo maligno in cui si era precipitate, ci si ritrova sole a fare i conti con il passato e con un presente che fa paura; tuttavia quella rabbia che aveva inizialmente dato la forza di sottrarsi al manipolatore affettivo non cessa.

Ed ecco nascere desideri di rivalsa e vendetta, e quel grido di dolore che per troppo tempo era stato tenuto dentro esce allo scoperto con forza dirompente e devastante. La precedente ossessione che portava la vittima ad accanirsi per rimanere nella relazione malata si trasforma nell'esigenza cieca di farla pagare a chi le ha spezzato il cuore.

Esiste un legame psicofisico tra sofferenza e distruttività e in psicologia è noto che un trauma possa esser convertito in un comportamento violento.

L'orrore che deriva dall'aver realizzato di essere state ingannate, maltrattate e abusate da chi si amava, e si continua spesso ad amare anche alla fine del rapporto, può venire esplicitato con un'aggressività incontenibile.

La violenza, del resto, genera altra violenza che, nella relazione con un *serial killer dell'anima*, può anche essere a scoppio ritardato.

Il caso di Viviana:
la bisbetica temporaneamente domata

Racconta Viviana, 39 anni, ispettore di Polizia Giudiziaria:

Quando lo incontrai fu amore a prima vista. Era un collega, appena trasferito, che mi avevano affiancato affinché in tempi rapidi lo mettessi in contatto con la realtà del nostro paese, tristemente noto per l'alto tasso di criminalità su strada.

In poco più di dieci anni ero riuscita a farmi un nome nella mia Sezione per la passione e caparbietà che ho sempre messo nel lavoro e anche se mi avevano soprannominata «la bisbetica», per il mio modo di fare spesso tagliente, la mia squadra sapeva bene che nascondevo un cuore d'oro e che anteponevo spesso la tutela e la sicurezza altrui alla mia.

La mia condotta era sempre stata irreprensibile e sono sempre stata contraria alle relazioni sul lavoro, ma di fronte all'avvenenza e sensualità di N. fui costretta a rivedere le mie posizioni.

Mi ero innamorata una sola volta, molto tempo prima, e avevo eretto un muro tra me e gli uomini, chiudendomi a riccio per non soffrire più. Non avrei mai potuto immaginare quel che mi sarebbe capitato. Fu inizialmente una passione travolgente. Ero letteralmente pazza di lui. Mi aveva stregata coi suoi modi seduttivi e la sua totale dedizione. Mi aveva dichiarato il suo amore dopo pochi mesi, dopo un periodo di totale simbiosi sul lavoro, e aveva fatto di tutto per saltare gli ordinari passaggi di una relazione presentandomi in casa e dichiarando in famiglia che sarei a breve diventata sua moglie. Non mi sono mai sentita tanto desiderata in vita mia e decisi di farmi trascinare da quel turbine che era ormai diventato la mia fissazione. Non immaginavo potesse esistere una sessualità così intensa e quello che vivevo tra le sue braccia mi lasciava ogni volta frastornata e desiderosa di replica immediata. Non aveva occhi che per me e, malgrado le graziose colleghe che operavano nel nostro Comando non nascondessero interesse nei suoi confronti, lui mi riempiva di gratificazioni e sicurezze evitandole o deridendole.

Fu quando capì che ero completamente nelle sue mani che iniziò a cambiare. Da principio piccole cose: silenzi, sparizioni, freddezza. Poi alzò il tiro. Di quelli che erano i progetti iniziali per un futuro insieme non parlò più e, quando timidamente provavo ad accennarne, mi rispondeva malissimo. Una volta, dopo aver fatto l'amore, gli dissi che mai avrei potuto fare a meno di lui. Mi rispose che dovevo invece iniziare ad abituarmi all'idea. Fu una pugnalata al ventre, ma ero troppo orgogliosa per chiedere spiegazioni o umiliarmi mettendomi a piangere. Una trasformazione così, dal giorno alla notte, dopo mesi e mesi di passione e dichiarazioni accorate non aveva senso e io non avrei potuto essere più destabilizzata. Raggiunse l'apice della cattiveria quando cominciò a corteggiare davanti a me una giovane collega neoassunta che iniziò a ricoprire di attenzioni e premure snobbandomi ostentatamente. Mi sentivo in profondo imbarazzo agli occhi di chi era al corrente della nostra relazione e pensavo che un'umiliazione così crudele non me la meritavo in alcun modo. Provai a parlargli non riuscendo a contenere un'ovvia gelosia, ma l'unica risposta di senso compiuto che riuscì a darmi fu: «Devi accettarmi per quello che sono: le donne mi piacciono e mi piaceranno sempre, prendere o lasciare».

Stava insultando i miei sentimenti, la mia intelligenza, la mia sensibilità. Avrei voluto picchiarlo selvaggiamente e gridargli quel che pensavo di lui, ma decisi di non dargli questa soddisfazione. Gli comunicai con un Sms, cui non si degnò di rispondere, che la nostra storia si chiudeva là e chiesi il trasferimento in un altro reparto per vederlo il meno possibile. Mi sentivo offesa, ingannata, tradita. Cominciai a stare molto male anche fisicamente, non dormivo la notte e di giorno avevo capogiri violenti che mi impedivano di lavorare a volte per giornate intere. Trascorrevo il tempo a piangere e meditare vendetta. Ma come aveva potuto un *playboy* da quattro soldi farmi cadere in una trappola in cui nemmeno una bambina di sei anni sarebbe caduta? Come avevo potuto credere a quelle parole d'amore che non potevano avere alcun senso dopo un brevissimo periodo di conoscenza? Mi sentivo un'idiota, ma morivo di gelosia al solo pensiero che lui ora potesse vivere con un'altra quel che aveva vissuto con me.

Iniziai a tartassarlo di Sms e mail di insulti. Volevo che provasse quel che aveva fatto provare a me. Cercai di colpirlo su quelli che sapevo essere i suoi punti più deboli scadendo nel triviale e nel patetico, ma lui non mi degnava di una risposta. Solo una volta, evidentemente esasperato dal quantitativo di attacchi quotidiani cui lo sottoponevo, mi scrisse: «Stai veramente cadendo in basso, Viviana: peccato, perché se non avessi dato preoccupanti segnali di follia avremmo potuto viverci una gran bella storia». Quindi il bastardo imputava a me la responsabilità della fine. Io ero, per lui, la folle che aveva determinato la catastrofe. Mi trovavo nel mio appartamento quando ricevetti quel messaggio e spaccai tutto quello che mi ritrovai sottomano. Sentirmi accusare era troppo, anche perché da mesi mi chiedevo dove avessi sbagliato e cosa avrei potuto fare per non perderlo. Lo odiavo con tutta me stessa e desideravo vederlo morto.

Odiavo me per avergli consentito di rovinarmi il cuore e odiavo lui perché si era rivelato un mostro schifoso. E quest'odio, a distanza di anni, non si è ancora placato.

Analisi del caso

Testimonianze analoghe ne ho raccolte a decine, centinaia, tutte con un comun denominatore: la rabbia che non passa e si trasforma in desiderio di violenza auto o eterodiretta. Nel primo caso, la vittima fa del male a se stessa attraverso condotte autolesioniste che, come abbiamo accennato, possono consistere in dipendenze, promiscuità sessuale, mutilazioni autoinferte fino al tentato suicidio; nel secondo, assume condotte violente nei confronti di terzi e, prevalentemente, verso il carnefice. Ma anche in quest'ultimo caso ricadiamo in una forma *sui generis* di autolesionismo. L'aggressività, infatti, fa sostanzialmente male a chi la prova e non di rado costituisce un mezzo per rimaner legate in qualche modo all'abusante. Dolore e rabbia impediscono il distacco totale dall'oggetto dell'ossessione.

Ma a che prezzo? Nella storia di Viviana gelosia e desideri di rivalsa per l'inganno subito si intrecciano e contribuiscono a deteriorare la qualità della sua vita. La salute ne risente, il lavoro pure; non di rado, in situazioni analoghe, ci si ritrova costrette a fare scelte che non si sarebbero fatte normalmente come, nel nostro caso, in ambito professionale, la richiesta di trasferimento a un altro reparto.

Ma mentre il cervello è in tilt e l'emotività completamente alterata, mentre le notti trascorrono insonni a domandarsi perché o a progettare piani di vendetta, l'altro conduce serenamente la propria vita senza preoccuparsi minimamente di tutto il dolore provocato.

IL SENSO DI COLPA CHE ACCOMPAGNA LA RABBIA

Ed è proprio questo il pensiero principale che consuma la vittima.

Non si può credere al fatto che la persona che ci ha causato così tanto dolore, e ci ha rovinato l'esistenza per così tanto tempo, possa ora aver ricominciato una nuova vita senza di noi e averci completamente dimenticate. Non soltanto senza di noi, ma con chissà quale altra donna certamente migliore e degna di essere amata da lui. Si rimugina allora ossessivamente su cosa avremmo potuto fare e non abbiamo fatto, su quel che avremmo potuto dire e non abbiamo detto; ci incolpiamo per aver consentito troppo e soprattutto fantastichiamo su un ipotetico splendido trattamento ora riservato a un'altra. Quell'altra che non siamo riuscite ad essere. E questa rabbia si consuma e ci logora nel silenzio.

Sopraggiunge poi il senso di colpa per il fatto di provare un sentimento così negativo e si cerca allora di tornare ad assumere il controllo della propria emotività, giustificando il passato e quello che si è subito. Forse ce lo siamo meritate. In fondo, se così non fosse, non ci sarebbe accaduto.

La verità è che non riusciamo a perdonarci il fatto che abbiamo consentito al nostro estremo bisogno di appartenenza a qualcuno di sconfinare nell'oggettualizzazione. Sì, perché ci siamo fatte trattare come oggetti e usare esattamente così. E mentre ciò accadeva, in parte noi lo sapevamo e, pur sapendolo, lo abbiamo accettato e consentito. È questa la vera ragione della rabbia che si prova e il non poter più tornare indietro a riparare un errore che viviamo come imperdonabile non ci consente di trovare pace. O meglio: pensiamo che si possa arrivare alla serenità solo facendola pagare in qualche modo all'altro. Ma, ragionando così, si cade nuovamente nell'autoinganno.

L'IMPORTANZA DI ABBANDONARE I PROPOSITI VENDICATIVI

Lottare per allontanare la rabbia e l'odio costituisce l'unica strada per poter ritrovare la serenità. E non parlo necessariamente di un perdono che forse non potrà mai esserci, mi riferisco piuttosto alla necessità di neutralizzare sentimenti di qualsiasi tipo nei confronti sia del manipolatore che di se stesse. Cerchiamo di accettare quel che è accaduto respingendo inutili sensi di colpa. Non si ha colpa quando si ama. Anche se si ama troppo o in maniera sbagliata.

Continuando a covare rabbia e a meditare vendetta si rischia, infatti, di non uscire mai da quell'invischiamento in emozioni malate che non consentono di riprendere veramente in mano la propria vita.

Molte donne, soprattutto con figli o nullatenenti, lamentano una serie di danni materiali derivati dal rapporto protratto col compagno abusante e richiedono una tutela legislativa che spesso è difficile ottenere per le difficoltà di fornire le prove della violenza psicologica.

Se però, a oggi, in Italia manca una legislazione *ad hoc* che protegga efficacemente chi subisce questo tipo di violenza, esistono, tuttavia, specifiche norme cui ci si può appellare per ottenere giustizia. Ma quella di adire le opportune vie legali costituisce una strada che va percorsa con la massima determinazione e lucidità possibili, perché spesso difficile e tortuosa.

Testimonianze, deposizioni, ricostruzioni dei fatti, colloqui con operatori del settore e domande a non finire rappresentano spesso dure prove che rinnovano il dolore vissuto e rischiano di esporre alla vittimizzazione secondaria, quella, cioè, nella quale rischia di incappare la vittima quando sperimenta atteggiamenti di insufficiente attenzione o negligenza da parte delle agenzie preposte alla tutela della stessa (Forze dell'Ordine, avvocati, magistrati, associazioni).

Quando il danno derivante dal reato subito non viene preso in debita considerazione dalle strutture che dovrebbero proteggerci, le vittime possono sviluppare un senso di sfiducia e abbandono che le induce a rassegnazione, inazione e paralisi.

È per questa ragione che bisogna riappropriarsi di tutte le forze di cui si era in possesso prima: per poter iniziare, quando lo si desidera, una battaglia legale che possa attenuare quel senso di ingiustizia e disfatta che accompagna tutte le vittime di abuso emotivo. Tale battaglia può costituire un utile espediente per canalizzare la rabbia trasformandola in motivazione e cercare, così, di superare il trauma vissuto.

GLI STRUMENTI LEGISLATIVI A DISPOSIZIONE DELLA VITTIMA

Le vittime di violenza intrafamiliare (dove la manipolazione relazionale e l'abuso psicologico trovano le loro sedi privilegiate) sono spesso restie a denunciare l'abusante per una serie di ragioni.

Innanzitutto per la paura di sfaldare la famiglia e veder comminate all'uomo cui si è sentimentalmente legate, e che spesso è anche il padre dei nostri figli, sanzioni troppo pesanti.

Poi per la paura del giudizio da parte di una società ancora in buona parte legata a stereotipi e pregiudizi che vedono la donna che si separa come disadattata o incapace di tenere aggregato il nucleo familiare.

Vi è inoltre la paura del cambiamento che, come abbiamo visto, induce spesso a restare in situazioni disfunzionali cui si è abituate, piuttosto che rischiare di intraprendere nuove strade, anche se queste possono condurre a un miglioramento della qualità della vita.

Infine, per lo scetticismo nei confronti del nostro sistema giudiziario che spesso, purtroppo, alimenta quel fenomeno noto col nome di «vittimizzazione secondaria» a cui ho sopra accennato.

Tuttavia, quando vi sono i mezzi e ci si è riappropriate delle opportune energie, può valere la pena di tentare la strada della giustizia.

Vediamo dunque alcuni degli strumenti predisposti dal legislatore per difendersi efficacemente.

- Innanzitutto la ***legge 154 del 2001***, *Misure contro la violenza nelle relazioni familiari*, che ha introdotto nuove misure volte a contrastare in maniera incisiva i casi di violenza all'interno delle mura domestiche. Destinatari sono tutti quei soggetti (mogli, mariti, conviventi, figli, genitori) che, nell'ambito del nucleo familiare, subiscono violenze, non solo fisiche ma anche morali, quali minacce, intimidazioni, pressioni e molestie psicologiche. Essi possono chiedere e ottenere, qualora abbiano subito, da parte di un componente qualsiasi del proprio nucleo familiare, violenze fisiche e morali o un grave pregiudizio alla vita, alla salute psichica e alla propria libertà che vengano applicate specifiche *misure cautelari* in ambito penale e i cosiddetti *ordini di protezione* in ambito civile a carico del soggetto violento.

- L'importante articolo introdotto in ambito penale dalla legge 154 del 2001 è il ***282-bis c.p.p.***, che prevede la *misura cautelare* dell'*allontanamento dalla casa familiare* del soggetto violento.

  «In seguito alla commissione di un reato che abbia ad oggetto violenze fisiche e morali nei confronti di un familiare, il pubblico ministero può, nel corso di indagini preliminari o del dibattimento, chiedere al giudice incaricato, ove sussistano i presupposti della necessità e dell'urgenza, l'adozione delle suddette misure.
  In particolare, il giudice, innanzi a una richiesta, potrà:
  1) Prescrivere al soggetto violento di *lasciare subito la casa familiare o di non farvi ritorno* senza autorizzazione giudiziaria, per un periodo di tempo di sei mesi.
  2) Prescrivere il *divieto di avvicinarsi a luoghi determinati fre-*

quentati dalla famiglia: in particolare il luogo di lavoro, il domicilio della famiglia di origine o dei prossimi congiunti. Se la frequentazione è necessaria per motivi di lavoro, il giudice prescrive i tempi e i modi delle visite e può imporre limitazioni.
3) *Ingiungere il pagamento periodico di un assegno a favore delle persone conviventi* che, per effetto del provvedimento di allontanamento, siano rimaste *prive di mezzi adeguati*...».

- La stessa legge ha, poi, introdotto, in ambito civile, nel libro I del Codice civile, il titolo IX-bis, sotto la rubrica *Ordini di protezione contro gli abusi familiari*, che con gli **articoli *342-bis*** e ***342-ter* c.c.** disciplina i presupposti e i contenuti di tale misura.

Gli ordini di protezione possono essere richiesti dal soggetto vittima di violenze al giudice, quando la parte stessa subisca dalla condotta di un componente del proprio nucleo familiare un grave pregiudizio alla vita, alla salute psichica e alla propria libertà.

Il giudice su richiesta della persona offesa può ordinare al coniuge o al convivente o ad altro componente familiare che ha tenuto la condotta violenta:

1) La cessazione della violenze e l'allontanamento del soggetto dalla casa familiare (anche qualora la casa fosse di esclusiva proprietà del soggetto violento).
2) Il divieto di frequentazione di luoghi determinati, abitualmente frequentati dalla persona offesa, come il luogo di lavoro, i luoghi di istruzione dei figli della coppia, il domicilio della famiglia di origine e dei prossimi congiunti, salvo che la frequentazione sia necessaria per motivi di lavoro. Ma in quest'ultimo caso il giudice prescrive le relative modalità e le eventuali limitazioni.
3) L'ordine di pagamento di un assegno periodico a favore delle persone conviventi che, per effetto dei suddetti provvedimenti, siano rimaste prive di mezzi adeguati.
4) Il giudice inoltre può, in presenza di situazioni di forte tensione riscontrate all'interno del nucleo familiare, disporre l'intervento dei servizi sociali del territorio e dei centri di mediazione familiare, nonché delle associazioni che abbiano come fine il sostegno e l'accoglienza di donne e minori o di altri soggetti vittime di abusi e maltrattamenti.

- Vi è poi il ben noto ***art. 612-bis c.p.*** *Atti persecutori* introdotto dalla legge 38 del 23 aprile 2009 *Reato di stalking,* che recita:

  «Salvo che il fatto costituisca più grave reato, è punito con la reclusione da sei mesi a quattro anni chiunque, con condotte reiterate, minaccia o molesta taluno in modo da cagionare un perdurante e grave stato di ansia o di paura ovvero da ingenerare un fondato timore per l'incolumità propria o di un prossimo congiunto o di persona al medesimo legata da relazione affettiva ovvero da costringere lo stesso ad alterare le proprie abitudini di vita.
  La pena è aumentata se il fatto è commesso dal coniuge legalmente separato o divorziato o da persona che sia stata legata da relazione affettiva alla persona offesa.
  La pena è aumentata fino alla metà se il fatto è commesso a danno di un minore, di una donna in stato di gravidanza o di una persona con disabilità ... ovvero con armi o da persona travisata.
  Il delitto è punito a querela della persona offesa. Il termine per la proposizione della querela è di sei mesi. Si procede tuttavia d'ufficio se il fatto è commesso nei confronti di un minore o di una persona con disabilità ... nonché quando il fatto è connesso con altro delitto per il quale si deve procedere d'ufficio».

La violenza psicologica può essere inoltre legata a forme di reato descritte da molti altri articoli del Codice penale. Per esempio:

- art. 570 - Violazione degli obblighi di assistenza familiare.
- art. 571 - Abuso dei mezzi di correzione o di disciplina.
- art. 572 - Maltrattamenti in famiglia o verso fanciulli.
- art. 575 - Omicidio.
- art. 580 - Istigazione o aiuto al suicidio.
- art. 581 - Percosse.
- art. 582 - Lesione personale.
- art. 583-bis - Pratiche di mutilazione degli organi genitali femminili.
- art. 594 - Ingiuria.
- art. 595 - Diffamazione.
- art. 605 - Sequestro di persona.
- art. 609-bis -Violenza sessuale.
- art. 609-octies -Violenza sessuale di gruppo.
- art. 610 - Violenza privata.

- art. 612 - Minaccia.
- art. 616 - Violazione, sottrazione e soppressione di corrispondenza.
- art. 617 - Cognizione, interruzione o impedimento illeciti di comunicazioni o conversazioni telegrafiche o telefoniche.
- art. 617-bis - Installazione di apparecchiature atte ad intercettare od impedire comunicazioni o conversazioni telegrafiche o telefoniche.
- art. 660 - Molestia o disturbo alle persone.

Non è questa la sede opportuna per analizzarli singolarmente, ma basti sapere che strumenti a disposizione ce ne sono. Basta conoscerli e affidarsi a un bravo avvocato.

LA MIGLIOR VENDETTA: IL SILENZIO

Ma può succedere che, anche al termine di un procedimento legale attraverso cui sia stato possibile ottenere un po' di giustizia, la sete di vendetta non si plachi.

La richiesta che mi sento rivolgere forse più di frequente dalle vittime è questa: «Come vendicarmi davvero e farlo star male almeno la metà di quanto lui ha fatto star male me?».

In un solo modo. Con il silenzio totale.

Lui nel tempo ci riproverà, lancerà provocazioni che non dovrete in alcun modo cogliere, getterà sempre un'esca nella speranza che possiate, anche solo per pochi istanti, riabboccare.

Sarà una telefonata, un messaggio, una cartolina, qualcosa che vi possa ricordare l'orrore di quel che avete vissuto.

Non cascateci. Si tratta di un sistema a cui ricorrrono per ricordarvi che loro ci sono sempre e che posson ritornare a controllare con uno schiocco di dita la vostra vita.

Volete vendicarvi davvero? Non date mai più un segnale, nemmeno minimo. Le loro energie derivano dal vostro dolore e nel vostro silenzio assoluto non potranno più sottrarvi nulla.

La vera vittoria consiste nel cancellarli dalla vostra esistenza, dalla vostra mente e dal vostro cuore e, se all'inizio vi sforzerete di non rispondere alle provocazioni, un domani questo risulterà assolutamente spontaneo. E a quel punto sarete definitivamente libere e assaporerete una felicità che non avreste mai potuto immaginare.

CONCLUSIONI

Nulla succede per caso.

Esperienze come quelle descritte nella guida servono a metterci in contatto con quei lati di noi da modificare e migliorare.

Non siamo abituati a guardarci dentro, e spesso trascorriamo un'esistenza basata sulla superficialità delle emozioni e dei sentimenti.

Riversiamo sugli altri i nostri problemi e le nostre aspettative, soffermandoci di rado a pensare a cosa vogliamo veramente e a cosa ci renda soddisfatti o frustrati e infelici.

La relazione con un manipolatore relazionale, per quanti svantaggi e conseguenze negative possa comportare, rappresenta un'interessantissima occasione per scavare nelle parti più recondite della nostra anima ed evolverci. Un'esperienza così cruda e dolorosa ci costringe ad assumerci la responsabilità delle nostre scelte e ad andare avanti. In particolar modo ci costringe a crescere, ad aprire gli occhi per smettere di cercare punti d'appoggio e di sutura che non sempre nella vita si possono trovare. Impariamo innanzitutto a conoscere bene il prossimo prima di fidarci e lasciarci andare; ricordiamo sempre che gli altri non si possono cambiare e che l'unica possibilità a nostra disposizione consiste nel cambiare atteggiamento nei loro confronti.

Ossessione e possessività non significano amore.

Maltrattamenti e violenza psicologica non hanno alibi alcuno per essere perpetrati.

Pochi conoscono i propri limiti. Diventarne consapevoli e porre un freno a coloro che ci circondano perché non li travalichino rappresenta non soltanto un nostro diritto ma principalmente un nostro dovere. Il rispetto costituisce un valore supremo al quale nessuno può e si deve sottrarre.

Soltanto nel rispetto può esserci amore; in caso contrario, siamo di fronte a una perversione o a una patologia.

Facciamo dunque tesoro di quanto vissuto e ricordiamocelo sempre, per non ricadere mai più negli stessi errori che ci hanno fatto dimenticare di noi stessi e di chi siamo veramente.

Io ce l'ho fatta da sola, contando sulle mie sole forze, con il sostegno morale di carissime persone che mi sono state accanto nei momenti più duri. È stata un'esperienza intensa e molto dolorosa, senza la quale però non potrei essere oggi qui a parlarne e a rassicurare chi si trova in trappola che, dalle trappole, si può assolutamente uscire.

Basta solo volerlo veramente.

Ringraziamenti

Alla mia splendida famiglia, che mi ha colmata da sempre di amore imparando ad accettare nel tempo che io diventassi qualcosa di diverso da quelle che erano le loro aspettative; in particolare a mia madre, la donna più forte che abbia mai conosciuto, che mi ha osservata da lontano, in silenzio, spesso soffrendo ma facendomi sentire tutto il suo amore, e a mio padre, l'uomo più importante della mia vita, che mi ha insegnato la lealtà, l'ottimismo, il coraggio e la passione per la lettura.

A Marina Ambrosecchio Eydoux, direttrice della UET di Milano, scuola universitaria europea per il turismo, senza i consigli della quale non avrei forse mai trovato il coraggio di spiccare il volo; a tutti i miei amici, quelli reali e quelli virtuali di Facebook, che sono troppi da citare ma che mi hanno accompagnata e supportata in tutto il periodo di stesura della guida incoraggiandomi e fornendomi preziosi consigli; ad Anteo Pellacani Duca di Pozzuoli e Alessandro Berruti, che hanno letto per primi quello che scrivevo e mi hanno accolta e regalato, con le rispettive famiglie, una calda ospitalità che si è rivelata per me di grande aiuto.

A Deborah Di Donna, con la quale ho iniziato uno stimolantissimo percorso professionale in ambito formativo, che ha creduto in me fin dal primo giorno appoggiando da subito il mio progetto; a Francesca Sorcinelli, donna combattente e coraggiosa che da anni con il suo progetto «Link Italia» sta contribuendo a sensibilizzare l'opinione pubblica su tutto il territorio riguardo a un'altra gravissima forma di violenza: quella sugli animali.

A Rosalba Mazzocchi... lei sa perché. A Gabriella Ramoni, assessore alle Pari Opportunità di Bresso, che mi ha dato la possibilità di avviare il mio progetto «Insieme per non subire», destinato alle vittime di manipolazione relazionale e violenza psicologica a cui hanno partecipato attivamente moltissime persone insieme a Giusy Spaghetto, presidente dell'Associazione Sportello

Donna di Bresso; a Jane Alquati, assessore alle Pari Opportunità di Cremona, che ha consentito la divulgazione di una tematica così importante anche nelle classi degli istituti secondari superiori presenti sul territorio; a Simonetta Pellegrini, assessore alle Pari Opportunità della Provincia di Siena; a Piera Montaldo e Suela Ruffa, assessori del Comune di Piossasco.

Ad Annamaria Rallo, presidente dell'Associazione Donna Chiama Donna di Siena; a Luigina Romano e Giusi Acquaviva, rispettivamente presidente e rappresentante dell'Associazione Aurore, con cui si è attivata un'opera di sensibilizzazione sulle tematiche da me trattate sul territorio toscano; a Marilena Tangenti del Circolo Aziendale Ravone (AUSL Ospedale Maggiore) di Bologna e all'Azienda ospedaliera Salvini di Garbagnate Milanese nelle persone di Annalisa Alberti (referente Qualità Aziendale) e Luisa Grimoldi (responsabile Ufficio Formazione Permanente), con le quali ho lavorato splendidamente per l'ultima giornata internazionale contro la violenza sulle donne.

A tutti i miei allievi, giovani e meno giovani, che hanno contribuito e contribuiscono ogni giorno alla mia crescita professionale, perché mentre insegno da loro imparo sempre; ai miei collaboratori e clienti, senza i quali non potrei fare quello che amo.

E infine a Marta, figlia del mio prediletto fratello e della sua splendida moglie Bettina, un dono inaspettato piovuto dal cielo un anno e mezzo fa: la sua sola esistenza ha contribuito ad addolcire il mio modo di vedere le cose, e le auguro di poter essere un domani una donna libera e felice come è riuscita a diventarlo, con grande fatica, sua zia.

L'autrice

Cinzia Mammoliti, classe 1967, laureata in Giurisprudenza con specializzazione in Criminologia, dopo aver lavorato per anni sul trattamento della devianza e della criminalità minorile in ambito educativo, si occupa attualmente di Alta Formazione per strutture pubbliche e private.

È responsabile della progettazione ed erogazione di corsi in ambito criminologico con il Gruppo Eba (Agenzia di sicurezza) e con Di Donna Investigazioni per Forze dell'Ordine, investigatori privati, addetti alla sicurezza, operatori del settore sanitario e di Sportelli antiviolenza. Collabora con numerosi assessorati alle Pari Opportunità del Nord e Centro Italia per la prevenzione di violenza psicologica, manipolazione relazionale, stalking e mobbing.

Inoltre, è docente di Psicologia per la Scuola Superiore dell'Amministrazione dell'Interno e formatrice e consulente in materia di comunicazione strategica e gestione dei conflitti per numerosi Comandi di Polizia locale presenti sul territorio.

L'autrice da diversi anni fornisce consulenza sull'argomento trattato. Per fissare un appuntamento potete contattarla andando al suo sito: www.cinziamammoliti.it

Ideazione e coordinamento
Antonio Monaco

Progetto grafico della copertina
Roberto De Gregorio

Immagine di copertina
Copyright iStockphoto

Redazione
Paola Costanzo
Maria Teresa Sirna

Impaginazione
Portalupi Editore s.r.l.

Stampa
Grafica Veneta, Trebaseleghe (PD)

I lettori che desiderano essere informati
sulle novità pubblicate dalla nostra casa editrice
o esprimere le proprie considerazioni su questo libro
possono scrivere, o comunque rivolgersi a:

Edizioni Sonda
Viale Abruzzi 72
20131 Milano (Mi)
Tel. 02 29411863
E-mail: sonda@sonda.it
Web: www.sonda.it

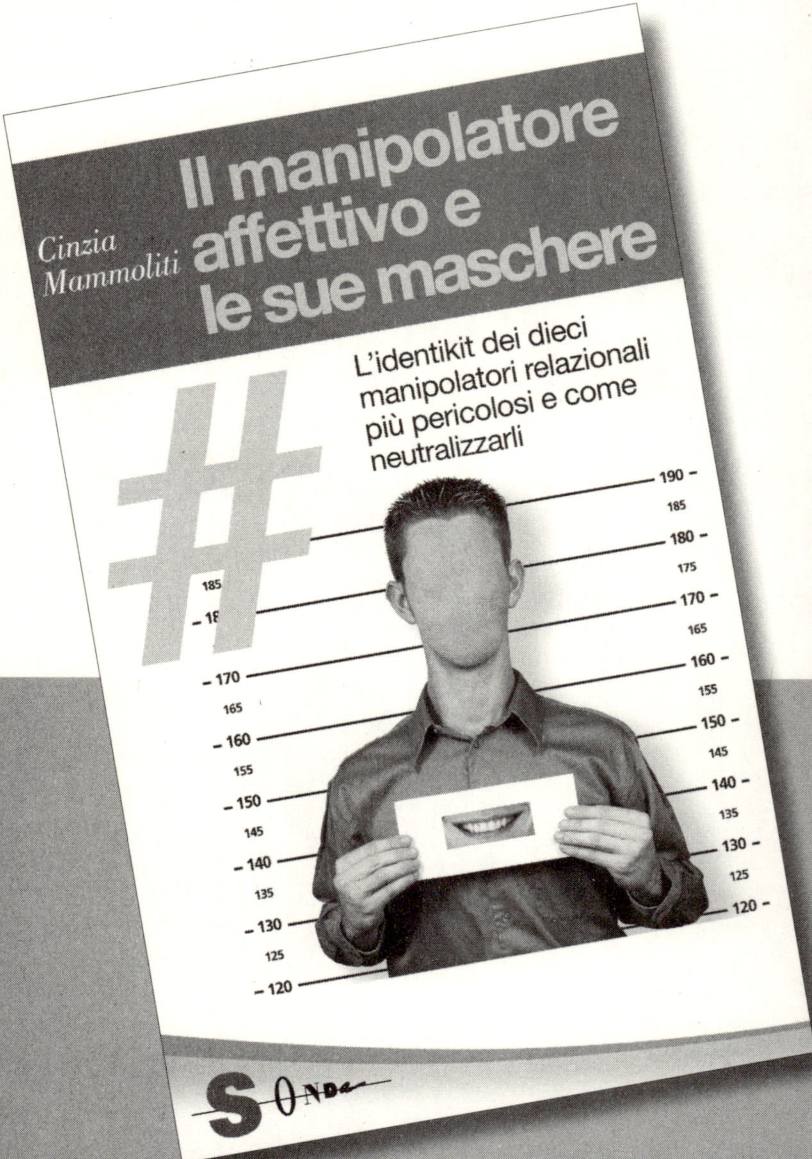
Cinzia Mammoliti
Il manipolatore affettivo e le sue maschere
L'identikit dei dieci manipolatori relazionali più pericolosi e come neutralizzarli
SONDA

pp. 136 - € 12,50